Khajik Sirob Yaqob

Os seus filhos comem alimentos saudáveis?

Khajik Sirob Yaqob

Os seus filhos comem alimentos saudáveis?

Orientação para fazer escolhas alimentares saudáveis: Estudo de investigação exploratória comparativa

ScienciaScripts

Imprint

Cover image: www.ingimage.com

This book is a translation from the original published under ISBN 978-620-2-30884-7.

Publisher:
Sciencia Scripts
is a trademark of
Dodo Books Indian Ocean Ltd. and OmniScriptum S.R.L publishing group

120 High Road, East Finchley, London, N2 9ED, United Kingdom
Str. Armeneasca 28/1, office 1, Chisinau MD-2012, Republic of Moldova, Europe
Printed at: see last page
ISBN: 978-620-8-29263-8

Agradecimentos

Agradeço em particular à Professora Debra McGregor pela sua ajuda e apoio na evolução deste projeto. Estou grato aos professores e às crianças do grupo da escola primária e do grupo da igreja local que deram o seu tempo tão livremente. Gostaria também de manifestar o meu apreço a Georgina Glenny, Nick Swarbrick e James Bird pela sua ajuda no trabalho de campo, sem os quais este projeto não teria sido realizado.
ser intransponível.

Resumo

Este estudo de investigação foi concebido para explorar as crenças das crianças (com idades entre os 9 e os 10 anos) sobre alimentação saudável e o que conseguem fazer para comer de forma saudável. Foi exploratória a forma como dois grupos diferentes de crianças conceptualizavam a alimentação saudável para os comparar. Um deles pertencia a um grupo da escola primária e o outro a um grupo da igreja local. O mesmo questionário, composto por 14 perguntas, foi aplicado às crianças de ambos os grupos, com os vinte e seis participantes dos 9º e 10º anos, para explorar a forma como percepcionavam uma alimentação saudável. O número total de crianças (com idades entre os 9 e os 10 anos) foi de 26, 19 do grupo da escola primária e 7 do grupo da igreja local. Ambos os grupos pertenciam à mesma etnia (branca-britânica), idade, sexo e nível socioeconómico médio-baixo, com diferentes níveis de escolaridade dos pais.

De um modo geral, os resultados relativos ao grupo etário do ensino primário foram algo preocupantes para uma escola que já estava empenhada numa política de alimentação saudável. Apesar de as crianças do grupo etário da escola primária terem mais probabilidades de fazer escolhas alimentares saudáveis do que as do grupo da Igreja local (77,3% contra 47,1%), 71% preferem comer alimentos não saudáveis. Outras conclusões preocupantes incluem as indicações de que 26,3% das crianças do grupo da escola primária, em comparação com 28,5% das crianças do grupo da Igreja local, pensam que a massa é feita de queijo e 14,2% das crianças do grupo da Igreja local pensam que a massa é feita de carne. 10,5% das crianças do grupo da escola primária achavam que o ovo era feito de vaca e 5,2% acreditavam que as batatas fritas de pacote eram feitas de plástico. Os resultados também sugerem que as crianças de ambos os grupos tinham uma preferência alimentar de género diferente para a mesma qualidade de alimentos que preferiam. Os resultados mais surpreendentes foram as concepções erradas sobre pequeno-almoço saudável e não saudável em ambos os grupos. 100% das crianças do grupo da Igreja local, em comparação com 36,8% das crianças do grupo da escola primária, tinham conhecimentos sobre alimentação saudável transmitidos pelos pais. Embora os resultados de uma amostra tão pequena não sejam generalizáveis, os resultados sugerem que as crianças tinham diferenças na sua compreensão da alimentação saudável em ambos os grupos e que é necessário redirecionar a política e a prática na escola.

Palavras-Chave: crenças das crianças, alimentação saudável, obesidade infantil, questionário, grupo da Igreja local, coorte de escolas primárias, estudo exploratório de investigação comparativa, dois estudos de caso.

Índice

Capítulo 1

1. Introdução

Como médico de clínica geral qualificado, há muito que me preocupo com questões de saúde geral e, notoriamente, com a perceção que as crianças (com idades entre os 9 e os 10 anos) têm de uma alimentação saudável. A minha apreensão está a aumentar devido ao aumento da incidência da obesidade infantil e da diabetes tipo 2. A nível mundial, 10% de todas as crianças e 43 milhões de crianças com menos de 5 anos têm excesso de peso ou são obesas (Livingstone, 2013). Esta estatística indica que há um aumento de 60% na obesidade infantil em duas décadas. Por isso, a minha motivação para estudar este tema foi a intenção de realizar este estudo de investigação para explorar as opiniões das crianças sobre alimentação saudável e para gerir as suas ideias erradas através da promoção de uma educação adequada sobre alimentação saudável na escola primária. Além disso, pretendia que as crianças compreendessem melhor os perigos da obesidade infantil através da exploração e do apoio aos seus conhecimentos sobre alimentação saudável.

No entanto, os meus principais desafios residiam na conciliação dos meus diferentes papéis como profissional de saúde, futura professora e investigadora educacional. Como médica de clínica geral, já tinha alguma experiência em práticas alimentares e nutricionais pediátricas, mas queria compreender melhor as opiniões das crianças para promover programas de educação alimentar saudável nas escolas primárias. Como futura educadora de saúde, queria apoiar o pessoal no seu ensino sobre educação alimentar saudável que, por sua vez, pode melhorar o conhecimento das crianças sobre alimentos saudáveis; e, finalmente, como investigadora educacional, queria beneficiar a comunidade académica, contribuindo para o debate académico sobre este tópico.

A obesidade é definida como "acumulação anormal ou excessiva de gordura que pode ter um impacto negativo na saúde" (OMS, 2013). Livingstone (2013) afirmou que o Índice de Massa Corporal (IMC) é o peso de uma pessoa em quilogramas dividido pelo quadrado da sua altura em metros (kg/m2). Um IMC maior ou igual a 25 é considerado excesso de peso e um IMC maior ou igual a 30 é considerado obeso. A obesidade infantil é definida como um IMC que excede os percentis 85th ou 95th (Reilly et al., 2003). O IMC é uma forma padronizada internacionalmente de definir a obesidade em crianças, e é um índice simples de peso para altura frequentemente usado para classificar a obesidade e o sobrepeso em adultos (Livingstone, 2013).

Além disso, o IMC das crianças é específico do género e da idade, uma vez que o IMC varia drasticamente com a idade e o sexo, pois a gordura corporal muda com o crescimento e a maturidade. Por conseguinte, para medir o IMC em diferentes idades e sexos, são necessárias tabelas de referência de crescimento específicas. Por exemplo, os produzidos pela OMS, pela International Obesity Task Force (IOTF), pelos Centros de Controlo e Prevenção de Doenças dos EUA (CDC) e pelas normas britânicas de referência de crescimento de 1990 (UK90). No entanto, em diferentes idades, estes critérios dão estimativas um pouco diferentes da prevalência do excesso de peso e da obesidade. Assim, quando consideramos a falta de inquéritos de representantes nacionais que medissem a altura e o peso das crianças ao longo do tempo, é realmente um problema obter um bom controlo da prevalência da obesidade infantil.

De acordo com Livingstone (2013), a obesidade infantil é um dos graves desafios de saúde pública no século 21st devido aos impactos negativos da obesidade infantil na saúde mental e física das crianças. Por exemplo, as crianças muito pequenas estão conscientes das opiniões negativas da sociedade, para além da baixa autoestima, da depressão, da provocação e da discriminação por parte dos colegas, e o impacto psicológico da obesidade infantil pode persistir até à idade adulta. Além disso, a complicação mais grave da obesidade infantil é a diabetes de tipo 2, que pode resultar em adultos obesos de meia-idade e em demência precoce. Uma vez estabelecida a obesidade infantil, esta é notoriamente difícil de tratar. No entanto, a obesidade infantil e as co-morbilidades que lhe estão associadas são largamente evitáveis. A obesidade é o resultado de uma interação complexa de vários factores: genéticos, ambientais (estilo de vida e alimentação), culturais, socioeconómicos e psicológicos.

Livingstone (2013) afirmou que a obesidade infantil é um problema real, uma vez que cerca de 30% das crianças obesas e 70% dos adolescentes obesos tornar-se-ão adultos obesos. As raparigas têm mais probabilidades de serem afectadas do que os rapazes. Quanto mais tempo uma criança permanecer obesa depois dos 3 anos de idade, maior será a probabilidade de a obesidade persistir na idade adulta. Além disso, a obesidade infantil parece resultar em incapacidade prematura e morte prematura. É possível que, em 2020, em todo o mundo, 9% de todas as crianças em idade pré-escolar (aproximadamente 60 milhões de crianças) sejam obesas, se não for feita uma intervenção significativa. No entanto, de acordo com a Associação Internacional para o Estudo da Obesidade (IASO, 2012), a maior prevalência de obesidade infantil encontra-se nos EUA, seguindo-se o Reino Unido e a Austrália (IASO, mapa mundial da obesidade infantil, 2012). Globalmente, as taxas de obesidade estão a aumentar em todos os países e até ao final da década de 1970 as taxas eram estáticas e começaram a aumentar no início da década de 1980 (Livingstone, 2013).

Recentemente, Jack Johnson (2013) sublinhou que o NCMP (Programa Nacional de Medição da Infância) mostra, de forma preocupante, que no condado de Oxford 7% das crianças (4-5 anos) e quase 16% das crianças (10-11 anos) são clinicamente obesas.

Nos termos de Livingstone (2013), a obesidade é o resultado de um desequilíbrio crónico entre a energia que ingerimos e a energia que gastamos e mais de 100 variáveis podem ter impacto direto ou indireto no equilíbrio energético. Além disso, Gibney (2012) sugeriu que:

"Se atribuirmos à obesidade uma pontuação de complexidade biológica de 100, então o cancro terá uma pontuação de 10 e as doenças cardíacas crónicas terão uma pontuação de 1".

Por conseguinte, é evidente que uma dieta desequilibrada, com pouca fruta e legumes e pouca atividade física, pode levar à obesidade infantil, a comportamentos anormais e a baixos desempenhos escolares (Wheelock, 2007, p. 17).

Paquette (2005, p. S15) sugeriu, no entanto, que é necessário apreciar melhor as percepções do público sobre a alimentação saudável para avaliar a forma como as pessoas interpretam e utilizam as mensagens de promoção da saúde na sua vida quotidiana. Isto é essencial para desenvolver intervenções saudáveis bem sucedidas. Outros (Lupton e Chapman, 1995; Lupton, 1996; Nestlé, 2002; van Dillen et al., 2003) asseguraram que muitos componentes dos alimentos devem ser estudados para determinar o seu valor saudável, por exemplo, o tipo de gordura. Isto é uma consequência da evolução da ciência nutricional no último século, que aumentou a complexidade da definição de alimentos saudáveis. Consequentemente, as pessoas obtêm informações sobre alimentação e nutrição através dos profissionais de saúde, da televisão, dos rótulos dos alimentos e dos fabricantes. Têm de compreender bem as vantagens desta informação e como aplicá-la na sua vida quotidiana.

De acordo com Paquette (2005, p. 15), as percepções de uma alimentação saudável são definidas como **"a compreensão, os significados, os pontos de vista, as atitudes e as crenças do público (crianças, adolescentes e adultos) e dos profissionais de saúde sobre a alimentação saudável, a alimentação para a saúde e os alimentos saudáveis"**. As percepções do público sobre uma alimentação saudável são consideradas fortemente influenciadas pelas orientações dietéticas, que recomendam fruta e legumes, carne, limitação de gordura, sal e açúcar, variedade, moderação, alimentos frescos e equilibrados (Health Canada, 1990, 1992; Paquette, 2005, p. 16).

Além disso, uma alimentação saudável é "o consumo de uma grande variedade de fruta fresca, legumes, leguminosas, cereais integrais e alimentos ricos em proteínas" (Worsley e Crawford 2004). Isto é sugerido pelo Guia Australiano para uma Alimentação Saudável (Smith et al., 1998) e pelas Diretrizes Dietéticas Australianas para Crianças e Adolescentes (NHMRC, 2003). Uma alimentação saudável é importante para o crescimento e desenvolvimento das crianças e para atingir o seu melhor potencial educativo (NHMRC, 2003; Journal of the American Dietic Association, 1999, pp. 93-101). Para além disso, as preferências alimentares e os hábitos alimentares estabelecidos na infância persistem frequentemente na idade adulta; as crianças são o grupo-alvo adequado para influenciar positivamente os hábitos alimentares (Nu et al., 1996; Skinner et al., 2002; Nicklas et al., 2004). A preferência alimentar é um fator vital de previsão da ingestão alimentar das crianças (Nu et al., 1996; Perez-Rodrigo et al., 2003; Bere e Klepp, 2005). Por exemplo, as crianças têm uma preferência mais baixa por vegetais do que por fruta (Edwards e Hartwell, 2002; Perez-Rodrigo et al., 2003).

Em particular, a minha missão centrava-se em explorar como é que as crianças (com idades entre os 9 e os 10 anos) compreendem uma alimentação saudável e o que fazem para o conseguir? Tentei desenvolver um projeto que englobasse provas de eficácia de todas estas áreas e que pudesse ser pilotado numa escola primária. Era minha intenção, portanto, que, através da realização desta área de trabalho como projeto de investigação, eu pudesse demonstrar a sensibilização das crianças do 5º e 6º anos para uma alimentação saudável num contexto escolar. Consequentemente, informar a escola participante sobre os resultados da investigação e utilizá-los para o bem-estar educativo da escola envolvida.

No entanto, este estudo segue a seguinte estrutura:

1. Uma revisão da literatura relacionada com a perceção, alimentação saudável, crianças, contexto escolar, alimentos preferidos, desenvolvimento cognitivo, atitudes e crenças, frutas e legumes frescos, comer 5 por dia, água, pessoa saudável, origem dos alimentos, pequeno-almoço saudável, escolhas e decisões saudáveis, preferências alimentares e de género, comportamento e desempenho, que informou a minha decisão de realizar este campo de investigação e determina o contexto em que o estudo foi ordenado.
2. Uma sinopse da minha metodologia de investigação, demonstrando a fundamentação das minhas escolhas, incluindo a disciplina que descrevo, o paradigma adotado e os métodos de investigação selecionados.
3. Um trabalho de campo, um relato das etapas do projeto, para que outros possam reproduzir o meu trabalho, se assim o desejarem.
4. Uma **análise e discussão dos resultados** do projeto de investigação. Estes são apresentados em capítulos baseados nos métodos de recolha de dados, mas abordam questões levantadas na abordagem da investigação, tais como a recolha de duas amostras bastante pequenas de crianças (com idades entre os 9 e os 10 anos), apenas 26, de dois grupos diferentes. Uma de um grupo da escola primária e outra de um grupo da Igreja local.
5. Uma conclusão, que examina as implicações mais amplas deste inquérito e as implicações para a política de trabalho escolar e para a necessidade de mudança das práticas.

Capítulo 2

2. Revisão da literatura

2.1 A perceção das mães sobre a obesidade dos seus filhos:

A obesidade infantil ocorre no contexto da vida familiar e especialmente as mães estão implicadas no rápido crescimento da prevalência da obesidade infantil (Golan e Crow, 2004). Normalmente as mães (Baughcum et al, 2000) influenciam a natureza, a qualidade e a quantidade de alimentos disponíveis para os seus filhos. Elas moldam a alimentação em relação às atitudes e comportamentos dos seus filhos, criam o ambiente familiar das refeições e influenciam as cerimónias relacionadas com a alimentação (Gable e Lutz, 2000; Hodges, 2003; Golan e Crow, 2004). Além disso, Myers e Vargas (2000) descobriram que apenas 20% das mães incluídas na amostra estavam conscientes do excesso de peso dos seus filhos em idade pré-escolar. Do mesmo modo, (Baughcum et al, 2000) verificaram que 35% de 200 pais de crianças em idade pré-escolar socialmente desfavorecidas não eram capazes de identificar o excesso de peso nos seus filhos em idade pré-escolar.

2.1.1 Factores que suscitaram a preocupação das mães com a obesidade infantil:

Vários factores podem aumentar a consciência materna sobre o excesso de peso dos seus filhos, tais como quando os seus filhos já não cabem em roupas adequadas à idade. Outros acontecimentos que desencadearam preocupações foram os comentários negativos de familiares e amigos e o facto de verem o seu filho numa fotografia da turma. Além disso, o facto de reconhecerem que o seu filho era maior do que os seus pares, ou quando um pediatra lhes diz que o seu filho está fora dos gráficos de percentil (Jackson et al., 2005).

2.1.2 A opinião das mães sobre os factores que contribuem para a doença:

Algumas mães acreditam que certos factores podem contribuir para a obesidade infantil, tais como factores familiares ou culturais, estilo de vida inativo, não beber água suficiente ou mastigação inadequada dos alimentos, genética e metabolismo lento (Jackson, 2005). Outros acreditam que um bebé grande é um bebé saudável e, por isso, é uma indicação de uma maternidade bem sucedida (Baugheum, 1998). De acordo com (Jackson et al., 2005), algumas mães pensam que as crianças consomem mais do que os seus irmãos, e sofrem de falta de auto-controlo quando a comida está disponível.

Além disso, a contribuição e o apoio dos pais é importante para qualquer intervenção futura para prevenir e gerir a obesidade infantil (Jackson, 2005). No entanto, (Myers e Vargus, 2000) indicaram que pode ser difícil para os próprios pediatras identificarem a obesidade infantil e esta é uma área a ser abordada para que as famílias sejam assistidas com sucesso.

2.2 O entendimento dos homens sobre a obesidade:

Weaver et al., (2008) afirmaram que quando a palavra obesidade é utilizada na linguagem quotidiana tem um significado diferente da palavra obesidade clínica. As pessoas obesas foram descritas por homens com idades compreendidas entre os 25 e os 40 anos como sendo gordas, com uma distribuição central óbvia do excesso de peso, e são utilizadas palavras como redondo ou balão (Weaver et al., 2008). Para além disso, outros definem a obesidade como alguém que tem excesso de peso, e não necessariamente não está em forma, mas tem dificuldades em respirar e movimentar-se. Por exemplo, os homens com um IMC>25 descreveram sentir-se confortáveis com a sua aparência. Outro exemplo, os homens com IMC de 36 consideram que não é saudável ser demasiado magro, especialmente nas mulheres (Weaver et al, 2008).

(Weaver et al, 2008) descobriram que os homens compreendem que os problemas de saúde surgem devido ao facto de se ser muito pesado e que as pessoas com IMC elevado podem ser fortes e saudáveis. Além disso, os homens estão conscientes da complexidade das questões relacionadas com o peso e a condição física. Por exemplo, pessoas com o mesmo peso, normal ou não, podem ter níveis de aptidão física muito diferentes e, por conseguinte, diferentes em termos de saúde. Do mesmo modo, os homens têm consciência do valor positivo do exercício físico para o bem-estar e pensam que o exercício pode contrariar os efeitos negativos de uma alimentação pouco saudável.

Para além disso, (Weaver et al, 2008) sugeriu que os homens compreendem os aspectos constituintes de uma dieta saudável e muitos homens preferem uma alimentação saudável. Houve uma consciencialização relativamente à intervenção política para promover campanhas de alimentação saudável. Por exemplo, a maioria dos homens descreveu uma abordagem sensata à alimentação saudável, mencionando, por exemplo, 5 porções de fruta e legumes por dia. Além disso, incluíram referências a arroz integral, pão integral, evitar alimentos ricos em gordura, sal, açúcar e alimentos processados.

2.3 A compreensão das crianças sobre a saúde do seu próprio corpo e do corpo dos outros:

De acordo com Burrows (2007), os alunos do ensino básico e secundário sublinharam que a alimentação e o exercício físico, em todos os contextos escolares, foram expressos como abordagens vitais para se ser saudável, independentemente do grupo etário, do contexto socioeconómico e da etnia. O consumo de fruta e legumes frescos e a prática de exercício físico podem contribuir para mudanças positivas no estado de saúde de uma pessoa. As crianças do ensino primário acreditam que comer fruta e legumes e/ou correr são as principais disposições para um futuro saudável, ao passo que as crianças mais velhas entendem que a estratégia de saúde consiste em manter-se afastado de comida de plástico, bebidas gaseificadas e alimentos gordurosos, praticar exercício físico regularmente e comer porções mais pequenas de alimentos. As raparigas são consideradas mais conscientes da sua saúde do que os rapazes e tentam mudar o que comem e bebem. Por conseguinte, esta diferença de género explica o aumento relativo do número de jovens do sexo feminino no ensino secundário que pensam em mudar de dieta e fazer exercício para minimizar o stress criado por uma alimentação pouco saudável na adolescência (Drewery e Bird, 2004; Evans et al., 2006; Wright et al., 2006).

Muitas crianças conseguem fazer julgamentos sobre pessoas saudáveis simplesmente olhando para uma pessoa. Consequentemente, a aptidão física, a ausência de gordura, a saúde em termos de tamanho, forma e peso e as indicações de que a capacidade de correr de uma pessoa, juntamente com o que ela come, podem ser responsáveis pela sua aparência e, por conseguinte, pela sua saúde (Burrows, 2007). As crianças mais novas (9-10 anos) têm vontade de estabelecer este tipo de ligações entre a saúde e os marcadores corporais. Esta noção de que a saúde pode, de certa forma, ser lida a partir do corpo é considerada crucial, particularmente, para a revisão dos educadores físicos (Crawford, 1980; Tinning, 1985; Shilling, 1993; Markula, 1997).

De acordo com Burrows (2007), algumas crianças pensam que ser saudável é o estado de não ser demasiado magro nem demasiado gordo, mas sim o estado certo. Acreditam que ser demasiado magro é sinónimo de falta de saúde e apontam para a obesidade como um indicador de falta de saúde. Compreendem também que a genética desempenha um papel confuso no potencial que as pessoas têm para se tornarem magras ou esbeltas, ou simplesmente para nascerem grandes ou pequenas, pelo que nem toda a gente está na mesma posição para se tornar o ideal (Kirk e Colquhoun, 1989). Da mesma forma, o facto de algumas crianças experimentarem as porções recomendadas de alimentos e de exercício físico e constatarem que estas práticas pouco afectam o seu peso ou tamanho provocou um questionamento sobre o valor de determinados princípios essenciais de saúde. Para outras, a compreensão de que estavam a fazer o que era correto e que as mudanças corporais ainda não estavam a acontecer. Este facto tornou-os mais preocupados com a sua saúde e com a sua capacidade de fazer mudanças saudáveis nas suas próprias vidas. Assim, os imperativos de comer 5 vezes por dia ou de brincar durante 60 minutos não produzem essencialmente resultados paralelos em diversas populações ou mesmo para pessoas do mesmo agregado familiar.

No entanto, Burrows (2007) afirmou que os alunos finalistas qualificados (com idades entre os 10 e os 11 anos) pensam que as pessoas magras podem comer comida de plástico e não fazer exercício, o que não significa que as pessoas magras sejam mais saudáveis do que as gordas. Além disso, as crianças mais velhas sugeriram que, quando as crianças comem e fazem exercício corretamente e tentam ser saudáveis, continuam a ser consideradas pouco saudáveis pelos outros. Isto porque, como outros sugeriram, o seu corpo não corresponde ao resultado normativo dos imperativos - ou seja, um corpo magro. Por outro lado, as crianças mais novas (com idades entre os 9 e os 10 anos) não têm competências e/ou experiência semelhantes que lhes permitam desafiar estas ideias consistentes. As crianças mais velhas são mais capazes de rejeitar os imperativos, de defender o seu próprio estado de saúde e de construir, com competência, planos para afastar os julgamentos dos outros sobre a sua saúde e/ou peso. Isto pode ser um fenómeno de desenvolvimento ou uma ocasião para dar mais atenção às crianças nas escolas primárias e secundárias, proporcionando-lhes oportunidades

de criticar as ortodoxias (Gillespie e McBain, 2003;
Drewery e Bird, 2004).

Além disso, um estudo de investigação realizado por Burrows (2007) revelou que o género e a idade são influências potencialmente essenciais na forma como as crianças pequenas pensam sobre o seu próprio corpo e saúde. Este estudo foi realizado em quatro escolas neozelandesas, duas secundárias e duas primárias, e envolveu 795 alunos, com o objetivo de explorar a forma como os participantes pensam e compreendem a sua própria saúde e a dos outros. Na questão "Sinto-me bem com o meu corpo", pedia-se aos participantes que escolhessem entre uma de três opções: sempre, às vezes ou raramente. Relativamente à resposta do ensino secundário, 67% dos alunos do 11.º ano responderam às vezes ou raramente, em comparação com apenas 44% das crianças do ensino primário. Além disso, as raparigas finalistas eram as que mais raramente se sentiam bem com o seu corpo. Cerca de 48% dos finalistas do sexo masculino sentem-se sempre bem com o seu corpo, enquanto apenas 27% das raparigas o fazem. Entre as crianças do primeiro ciclo, 61% dos rapazes sentem-se sempre bem com o seu corpo, contra 51% das raparigas.

Estes resultados revelam diferenças acentuadas nas respostas das raparigas e dos rapazes e apontam também para ligações entre o avanço da idade e o aumento da insatisfação corporal. As diferenças acentuadas entre os sexos e a idade são evidentes quando se pergunta aos participantes se se sentem satisfeitos com o seu peso atual e se precisam de ficar mais magros. Por exemplo, 52% dos rapazes do ensino superior sempre se sentiram satisfeitos com o seu peso, contra 30% das raparigas. Além disso, 30% dos rapazes do ensino secundário responderam "sim" que precisam de ficar mais magros, em comparação com 62% das raparigas que responderam "sim". Nas crianças do ensino primário, apenas 4% das respostas foram diferentes consoante o género (38% de rapazes e 42% de raparigas).

2.4 Desenvolvimento da cognição e relação com uma alimentação saudável:

Um modelo de desenvolvimento cognitivo com quatro fases consecutivas desenvolvido por Jean Piaget inclui: o período sensório-motor (0-2 anos), a fase pré-operacional (2-7 anos), a fase operacional concreta (7-11 anos) e a fase operacional formal (11-15 anos). Ao longo destas fases, os pensamentos das crianças mudam do concreto para o abstrato à medida que crescem e se desenvolvem. As crianças tornam-se mais independentes; desenvolvem uma melhor capacidade de conhecimento e tornam-se mais capazes de resolver os seus próprios problemas com maior consciência dos pormenores (Delfos et al., 2003; Flavell e Piaget, 1963; Rodder-John 1999 e Shaffer, 2003). Contento (1981) descobriu que as crianças no estádio pré-operacional eram incapazes de distinguir entre comida e petiscos, enquanto as do estádio operacional concreto o faziam. As crianças no estádio pré-operacional pensavam que os alimentos ingeridos não se alteravam no corpo depois de serem consumidos. As crianças do estádio operatório concreto acreditavam que os alimentos eram modificados de alguma forma no estômago. As crianças em fase pré-operacional podiam referir-se a alimentos que eram saudáveis, mas não conseguiam explicar porquê. As crianças do nível operacional concreto conseguiram dizer ou fazer a ligação correta de que a comida tornava alguém forte, crescido e saudável, mas não conseguiram explicar porquê ou como isso acontecia.

Bahn et al. (1989) salientaram que, tanto as crianças pré-operacionais como as crianças operacionais concretas, se concentravam principalmente na qualidade e nas caraterísticas da marca, por exemplo, gostando do sabor ou da cor da embalagem quando estavam a distinguir as marcas. Relativamente à preferência, as crianças operacionais concretas concentraram-se mais em atributos de base cognitiva, como a salubridade e a adultez, do que as crianças pré-operacionais. Para além disso, a ideia de rejeição de alimentos baseada no desagrado, no perigo e na inadequação, está de acordo com o crescimento da criança e a ideia de contaminação aparece gradualmente entre os 3,5 anos e os 12 anos (Fallon et al., 1984; Rozin et al., 1986).

No entanto, à medida que a criança cresce, surgem gradualmente diferentes classes de rejeições alimentares. As crianças muito pequenas, de 1 a 2,5 anos, aceitam quase todos os tipos de substâncias comestíveis e não comestíveis. A primeira categoria de rejeição a surgir é o desagrado; os produtos de que não gostam são eliminados. Em segundo lugar, surgem as rejeições baseadas no perigo. Isto significa que os produtos são rejeitados porque é provável que a sua ingestão tenha consequências pouco animadoras. O terceiro grupo de recusas baseia-se na ideia do que algo é ou de onde vem (ideacional). Esta classe pode ser dividida em aversão e indignidade. O nojo significa que a associação com o produto alimentar é indesejável, enquanto a inadequação significa que o produto alimentar não é considerado um alimento. Só a partir dos 7 anos de idade é que as crianças distinguem o nojo da inadequação (Fallon et al., 1984; Rozin et al., 1986 e Zeinstra et al; 2007).

Outros (Fallon et al., 1984; Rozin et al., 1986) sugeriram que a ideia de contaminação surge gradualmente entre os 3,5 e os 12 anos de idade. Um alimento está contaminado quando mesmo uma quantidade mínima de um produto nojento ou inadequado esteve ou está presente no alimento. Esta evolução da rejeição alimentar acompanha o crescimento da criança. Além disso, entre os 2 e os 7 anos de idade (Rozin et al., 1986 e Delfos, 2003), as crianças tornam-se mais independentes e têm de aprender quais os alimentos que são comestíveis e quais os que não são.

Para além disso, as ideias que as crianças têm sobre nutrientes específicos podem determinar o seu gosto, a sua vontade de provar e toda a sua experiência alimentar (Oram, 1994). Consequentemente, estes diferentes pensamentos, percepções e estratégias de decisão podem ter um impacto significativo nas intervenções destinadas a alterar as preferências alimentares e o consumo. Uma vez que a maioria das abordagens actuais não tem sido eficaz no estabelecimento de mudanças a longo prazo no consumo de frutas e legumes, o desenvolvimento cognitivo pode ser um campo promissor para alcançar tais mudanças (Zeinstra et al; 2007). Esta informação é crucial para saber de que forma as diferenças no desenvolvimento cognitivo se relacionam com as percepções das crianças sobre uma alimentação saudável, por isso, com base nas teorias do desenvolvimento cognitivo, espera-se que o número de cognições sobre uma alimentação saudável aumente à medida que a criança amadurece e que estas cognições aumentem em complexidade e abstração.

Em (Zeinstra et al.; 2007), as crianças mais novas concentram-se na aparência e na textura, enquanto as crianças mais velhas se concentram nos aspectos gustativos. Resultados comparáveis foram encontrados por (Rose et al., 2004) com a preferência sensorial pela carne. Outros (Szczesniak, 1972 e Oram, 1994) sugeriram que, para as crianças de 6-7 anos, as caraterísticas da sensação na boca eram mais importantes para o gosto, enquanto que para as crianças de 10-11 anos o sabor e o cheiro eram mais significativos. A reduzida importância dos atributos de textura deve-se ao desenvolvimento dos dentes e dos maxilares da criança, e a textura é vital para o não gostar e gostar dos produtos nos grupos etários mais jovens. (Zeinstra et al; 2007) afirmaram que as crianças pequenas não conseguiam identificar o sabor específico do produto, mas conseguiam dizer se gostavam ou não gostavam do sabor do produto. Este estudo está de acordo com o estudo de Liem et al., (2004) em que crianças de 4 anos não conseguiram diferenciar as intensidades de doçura durante os testes de discriminação, mas conseguiram apontar para a sua solução preferida.

(Roedder-john, 1999; Valkenburg e Cantor, 2001) verificaram que as crianças em idade pré-operacional se concentram nos atributos mais excepcionais que chamam a atenção, enquanto as crianças mais velhas utilizam caraterísticas mais funcionais e subjacentes. Uma caraterística do desenvolvimento cognitivo é o aumento do nível de conceito (Flavell e Piaget, 1963; Delfos et al., 2003). Este aumento foi observado nas percepções melhoradas das crianças sobre a saúde e os gostos básicos, na mudança de classificação de grupos concretos para categorias abstractas, no aumento de relações abstractas e em mais argumentos conceptuais relativos à saúde. Roos (2002) e (Zeinstra et al.; 2007) afirmam que as crianças de 9-11 anos podem fazer escolhas alimentares saudáveis, o que é confirmado por (Hart et al., 2002), em que as crianças de 7-11 anos utilizaram as relações entre os nutrientes e a saúde dos alimentos como explicação para o carácter saudável dos alimentos.

Da mesma forma, os pais desempenham um papel importante no comportamento alimentar das crianças e utilizam diferentes padrões consoante a idade da criança (Fisher e Birch, 1999; Hart et al., 2002; Bourcieret al., 2003; Wardle et al., 2005). De acordo com (Flavell e Piaget, 1963; Roedder-John, 1999; e Delfos, 2003) os pais usam acordos alimentares ou recompensas instrumentais porque é uma estratégia concreta para a criança, por exemplo, ("se comeres os teus legumes, ganhas um doce"). Este acordo alimentar foi mais frequentemente referido pelas crianças mais novas (7-8 anos) do que pelas crianças mais velhas (10-11 anos). No grupo etário mais velho, as crianças são menos egocêntricas e a recompensa instrumental parece adequar-se às suas capacidades cognitivas. Têm uma melhor compreensão do valor e conseguem compreender a perspetiva dos outros. Os temas acima referidos são cruciais para compreender a relação entre o desenvolvimento cognitivo e as preferências. Por conseguinte, as diferenças no desenvolvimento cognitivo reflectem-se em mudanças na importância dos atributos em relação ao gostar e não gostar dos alimentos, na compreensão e no raciocínio das crianças sobre a saúde e na utilização de estratégias parentais relatadas pelas crianças.

2.5 A importância do pequeno-almoço:

Ao explorar o significado do pequeno-almoço, é relevante encontrar uma definição aceitável e unificadora para o mesmo. O pequeno-almoço é definido como a primeira refeição do dia, tomada antes ou no início das actividades diárias, nas duas horas seguintes ao acordar, normalmente até às 10h00, e com um nível calórico entre 20% e 35% do total das necessidades energéticas diárias (Timlin e Pereira, 2007). Através de vários mecanismos fisiológicos, a omissão do pequeno-almoço pode resultar numa maior regulação do apetite, numa pior qualidade global da alimentação e numa das principais causas de obesidade, diabetes e doenças cardiovasculares. Além disso, o aumento da frequência das refeições está associado a alterações metabólicas que melhoram os factores de risco de doenças crónicas e reduzem o apetite e a ingestão de energia (Speechly e Buffenstein, 1999; Speechly et al., 1999) e (Farshchi et al., 2004; Farshchi et al., 2005). Estas alterações metabólicas estão principalmente relacionadas com a composição do pequeno-almoço, nomeadamente com alimentos ricos em hidratos de carbono, com baixo índice glicémico e ricos em fibras. Consequentemente, o consumo regular do pequeno-almoço está associado a um menor risco de doenças crónicas (Pereira et al., 1998; Liese et al., 2003).

Recentemente, num estudo que envolveu crianças do ensino básico e secundário, a BBC news (2013) sublinhou que "um número alarmante de crianças não toma o pequeno-almoço todas as manhãs" e que o número de crianças que não toma o pequeno-almoço aumenta com a idade. No entanto, 8% das crianças do ensino básico não tomaram o pequeno-almoço na manhã do estudo. Esta percentagem aumentou para quase um quarto (24%) entre os 11 e os 14 anos e para quase um terço (32%) entre os 14 e os 16 anos.

(Nicklas et al., 1998; Kleemola et al., 1999) sugeriram que as pessoas que tomam regularmente o pequeno-almoço têm uma alimentação de melhor qualidade, incluindo um maior consumo de fibras, cálcio, vitaminas A e C, riboflavina, zinco, ferro e uma menor ingestão de calorias, gorduras e colesterol.) No caso das crianças, o consumo de pequeno-almoço está associado à educação e a um melhor desempenho escolar (Pollitt e Mathews, 1988; Vaisman et al., 1996; Murphy et al., 1998). Além disso, o pequeno-almoço tem efeitos positivos no desenvolvimento cognitivo e induz um melhor desempenho académico (Dye et al., 2000). Pelo contrário, não tomar o pequeno-almoço está associado a dificuldades na resolução de problemas, na memória a curto prazo, na atenção e na memória episódica das crianças (Pollitt et al., 1983; Vaisman et al., 1996; Wesnes et al., 2003). De acordo com (Giovannini et al., 2010), por conseguinte, as recomendações para incentivar o consumo regular de pequeno-almoço nas crianças incluem:

- Utilizar diversos tipos de alimentos para apoiar experiências positivas e preferências aprendidas
- Ensinar os pais a atuar como modelos
- Pequeno-almoço familiar Hearten com a presença de todos os membros da família;
- Manter um equilíbrio de nutrientes ao longo do dia e nas refeições do pequeno-almoço

durante a semana.

2.5.1 Hábitos de pequeno-almoço em todo o mundo:

Os hábitos tradicionais de tomar o pequeno-almoço eram geralmente vistos mais como uma espécie de "bom começo do dia" otimista e moralizador do que como algo relacionado com uma questão científica específica (Agostoni e Brighenti., 2010). Nos EUA e na Europa, 10-30% das crianças e adolescentes não tomam o pequeno-almoço, de acordo com uma revisão de 47 estudos observacionais sobre hábitos de pequeno-almoço (Rampersaud et al., 2005). Embora o consumo regular de pequeno-almoço esteja associado a benefícios positivos para a saúde, é mais provável que as crianças não tomem o pequeno-almoço do que qualquer outra refeição (Timlin e Pereira, 2007).

2.5.2 Opções alimentares para o pequeno-almoço:

Hanson e Chen (2007) afirmaram que o contexto demográfico e socioeconómico das crianças e adolescentes é um determinante objetivo, sem relação com as percepções subjectivas e o gosto, e que afecta profundamente a qualidade da alimentação. No entanto, há situações subjectivas mais difíceis de quantificar, por exemplo, 12% de um total de 699 jovens de 13 anos, num inquérito australiano, não tomavam o pequeno-almoço. A única variável estatística era o género, sendo que as raparigas saltavam o pequeno-almoço três vezes mais do que os rapazes. As razões apresentadas para não tomar o pequeno-almoço foram: não ter fome de manhã, falta de tempo, insatisfação com a forma do corpo e ter feito dieta. Por conseguinte, saltar o pequeno-almoço, neste caso, é apenas uma questão de escolha individual (Shaw, 1998).

2.5.3 A opinião das crianças sobre o que representa um pequeno-almoço saudável:

De acordo com os conhecimentos pessoais, os pensamentos e o contexto familiar, foi explorada uma perceção individual subjectiva e atitudes em relação ao pequeno-almoço (Berg et al., 2003). O objetivo deste estudo foi identificar o que pensam as crianças sobre um bom pequeno-almoço (saudável vs. saboroso), os hábitos pessoais e parentais habituais e as escolhas dos pais para o pequeno-almoço dos filhos (pequeno-almoço normativo). Por exemplo, no que se refere ao julgamento sobre o leite com diferentes teores de gordura, houve pouca discordância entre os conceitos de delicioso, normativo, habitual e saudável, em comparação com a grande diferença entre os mesmos conceitos no que se refere ao pão com diferentes teores de fibra, por exemplo, o pão com elevado teor de fibra e os cereais de pequeno-almoço são considerados saudáveis. Assim, os pais têm um papel essencial na influência das escolhas do pequeno-almoço através de normas e do controlo da disponibilidade dos alimentos, e muitas vezes as crianças fazem escolhas de pequeno-almoço de acordo com os desejos dos pais. Isto sugere que os correlatos familiares do consumo de pequeno-almoço entre crianças e adolescentes são essenciais para apoiar hábitos de pequeno-almoço positivos (Agostoni e Brighenti., 2010).

Além disso, o conhecimento das crianças sobre a ênfase dos pais no que é um bom pequeno-almoço é um fator determinante significativo (Cheng et al., 2008; Tapper et al., 2008). Pearson et al (2009) reconheceram uma associação inversa entre a privação socioeconómica e a omissão do pequeno-almoço ou o consumo de um pequeno-almoço não saudável. Por conseguinte, os pais actuam como modelos positivos para os seus filhos, orientando os seus próprios comportamentos alimentares. Além disso, a estrutura familiar e o contexto sociodemográfico são necessários na conceção de programas para promover hábitos de pequeno-almoço saudáveis. No que diz respeito à relação entre a frequência do pequeno-almoço e o excesso de peso, Fabritius e Rasmussen (2008) descobriram que o consumo frequente de pequeno-almoço é menos protetor contra a obesidade entre as crianças em idade escolar provenientes de meios socioeconómicos baixos em comparação com as de meios mais elevados. Assim, um modelo parental positivo é um método melhor para melhorar a dieta de uma criança do que as tentativas de controlo e restrição alimentar (Scaglioni et al., (2008). Liem et al (2004) sugeriram que regras de controlo parental mais fortes estão associadas a um menor consumo de açúcares simples em refeições controladas, e estão associadas à preferência por mais bebidas açucaradas em posições menos restritas.

2.5.4 O que é um modelo de pequeno-almoço equilibrado?

De acordo com Agostoni e Brighenti (2010), um modelo de pequeno-almoço de equilíbrio deve seguir três indicações:

1- Incluir uma quantidade suficiente de hidratos de carbono, de preferência provenientes de fontes de baixo IG ricas em fibras
2- Ser coerente com os hábitos alimentares locais para manter as doses diárias e periódicas da dieta e o equilíbrio da distribuição dos micronutrientes;
3- Apresentar um dispêndio energético (DE) limitado.

Um pequeno-almoço que inclua três alimentos, como uma fonte de leite e produtos derivados do leite (de preferência com baixo teor de gordura), cereais (de preferência integrais, não refinados) e fruta

(de preferência fruta fresca ou sumos naturais sem adição de açúcar para evitar um aumento da DE) satisfazem geralmente estas indicações. Outros modelos, principalmente os modelos de pequenos-almoços salgados, apresentam desequilíbrios notórios de micronutrientes, com alimentos ricos em proteínas e gorduras que fornecem menores quantidades de fibras e hidratos de carbono de absorção lenta, se não for implementada uma mudança acentuada na composição média das outras refeições da dieta diária.

Um pequeno-almoço com baixo IG é seguido de uma redução do consumo de energia ao almoço, em comparação com um pequeno-almoço com elevado IG, e restringe-se principalmente aos rapazes (Henry et al., 2007). Isto deve-se a uma maior oxidação das gorduras durante a atividade física após as refeições de teste com baixo IG em comparação com as refeições de teste com elevado IG (Stevenson et al., 2005; 2006). Além disso, um pequeno-almoço com baixo IG está associado a um melhor funcionamento cognitivo nas crianças (Wesnes et al., 2003; Mahoney et al., 2005; Ingwersen et al., 2007). Os hidratos de carbono de baixo IG têm um impacto negativo no desempenho cognitivo, incluindo a atenção, a memória, a concentração e a capacidade de realizar tarefas através de vários mecanismos (Glisenan et al., 2009). Por conseguinte, em conjunto, estes potenciais benefícios de um pequeno-almoço com baixo IG parecem indicar que este pode representar um fator globalmente positivo a considerar como um indicador suplementar de equilíbrio para o pequeno-almoço das crianças.

2.6 Consumo de frutas e legumes (FV), atitudes e crenças em relação aos FV, e influência dos pares/pais/professores nas atitudes das crianças em relação aos FV:

As FLV são elementos fundamentais da perceção de uma alimentação saudável (Paquette, 2005). Comer mais FLV pode levar a uma redução do consumo de alimentos ricos em gordura e energia, embora não exista uma relação direta entre o aumento do consumo de FLV e a prevalência da obesidade (Gortmakeret al., 1999; Slusser et al., 2007). As FLV são fontes essenciais de uma vasta gama de nutrientes, e é evidente que as FLV podem prevenir doenças cardiovasculares, diabetes e alguns cancros (Nishida et al., 2003). Além disso, as FV podem proteger a criança contra a asma (Antova et al., 2003). Apesar das crescentes evidências sobre os efeitos positivos das FLV, de acordo com o Sistema de Vigilância dos Comportamentos de Risco dos Jovens (YRBSS, 2007), apenas 20% dos estudantes do ensino secundário comem cinco ou mais FLV diariamente (Eaton et al., 2008), e menos de um quarto das crianças mais novas consome as quantidades recomendadas (Field et al., 2003). De acordo com (BBC NEWS, 2013), 77% das crianças do ensino primário e 88% dos alunos do ensino secundário sabem que se deve comer cinco porções de frutas e legumes por dia. No entanto, 67% das crianças do ensino primário e 81% dos alunos do ensino secundário comem menos de 5 por dia.

Além disso, (BBC NEWS, 2013) revelou que as associações com o risco de diabetes tipo 2 são diferentes entre os frutos individuais, e um maior consumo de frutos inteiros específicos, especialmente mirtilos, uvas e maçãs, está significativamente associado a um menor risco de diabetes tipo 2, enquanto o aumento do consumo de sumos de fruta tem a associação oposta.

Outros (Prelip et al., 2006) revelaram um ligeiro aumento no consumo de frutas e legumes, sem alterações significativas nas atitudes positivas em relação às frutas e legumes, tanto no grupo de intervenção como no grupo de controlo. Neste estudo, verificou-se um aumento no consumo de fruta do pré-teste para o pós-teste, tanto nas escolas de intervenção como nas de controlo, e um aumento menor no consumo de vegetais em ambas as escolas. De qualquer forma, o consumo de frutas e legumes desta população estava muito abaixo das 5 porções recomendadas de frutas e legumes por dia. Este estudo (utilizando o modelo híbrido) incluiu um total de 1528 participantes do 3º, 4º e 6º anos. O número de escolas primárias envolvidas foi de 12; nove delas foram selecionadas aleatoriamente, como escolas de intervenção, e 3 como escolas de controlo. O impacto da intervenção foi avaliado através de um estudo transversal de pré-teste e pós-teste. As crianças preencheram questionários para avaliar atitudes, crenças e comportamentos no início do ano letivo, para recolha de dados de base, e novamente no final do ano letivo, para recolha de dados pós-teste.

O modelo híbrido é um programa preciso de intervenção baseado na escola, em que os elementos são planeados a nível distrital e, em seguida, as escolas individuais e os professores decidem o quê, quando e como o utilizar (Prelip et al., 2011). Além disso, os professores têm um papel potencial central na influência das atitudes e comportamentos das crianças em matéria de alimentação saudável, uma vez que são vistos como mensageiros influentes da nutrição e podem transmitir mensagens de alimentação saudável às crianças na escola (Prelip et al., 2011). Por conseguinte, achei que poderia ser interessante explorar esta questão com as crianças (ver as perguntas 2, 4, 8, 9 e 10 do meu questionário). Estas perguntas foram incluídas especificamente para explorar o conhecimento das crianças do 5.º ano e do 6.º ano sobre alimentação saudável, como decidem quando escolhem o que comer e porque é que pensam que a água, o peixe, o cálcio e as FV frescas são essenciais para a sua saúde.

Relativamente às influências positivas em casa sobre o consumo de FV, registou-se um ligeiro aumento no grupo de intervenção (Prelip et al., 2006). Outros (Baranowski et al., 2000 e Anderson et al., 2005) registaram resultados semelhantes. Estes últimos estudos referiram o desafio de envolver os pais nos planos de nutrição da escola e a dificuldade destes projectos em influenciar as práticas de consumo em casa. Consequentemente, os alunos podem levar esta informação e atitudes positivas para casa, para as suas famílias, o que aumentaria o conhecimento e as atitudes dos pais relativamente à importância do consumo de FLV para eles próprios e para os seus filhos (Prelip et al., 2006). Por conseguinte, uma abordagem mais estrutural; actividades específicas de trabalhos de casa que envolvam os alunos e os seus pais podem ter um maior impacto na influência parental. Isto pode ser possível apenas com famílias que valorizam o que está a acontecer nas escolas. Além disso, a diminuição da influência dos pares nas atitudes das crianças em relação às bebidas alcoólicas é muito maior nos grupos de controlo, podendo esta influência funcionar através de modelos, actividades partilhadas e padrões alimentares.

2.7 A alimentação das crianças e a sua relação com o comportamento e o desempenho:

A Organização Mundial de Saúde (OMS) sublinhou que "os jovens que desenvolvem hábitos alimentares saudáveis no início da vida têm mais probabilidades de manter esses hábitos na idade adulta e de reduzir o risco futuro de doenças crónicas, como as doenças cardiovasculares, a hipertensão arterial, os acidentes vasculares cerebrais, o cancro, a diabetes não insulino-dependente e a osteoporose" (Conselho da Europa, 2005, p. 29).

O conceito de peixe como "alimento para o cérebro" é um exemplo brilhante de contos da carochinha passados de geração em geração, que relacionam a dieta com o comportamento e o desempenho, e é logicamente fiável (Wheelock, 2007, p. 145). De acordo com Rogers (2001), o óleo de peixe é a principal fonte de ácidos gordos ómega 3; estes ácidos actuam como estabilizadores do humor e são vantajosos na depressão, esquizofrenia, demência e comportamento agressivo e violento. Ruxton (2004) afirmou que, numa série de grandes estudos multinacionais, um elevado consumo anual de peixe foi associado a uma menor prevalência de depressão grave ou a uma maior autoavaliação do estado de saúde mental. Por exemplo, na América do Norte e em muitos países europeus, a associação entre a ingestão de peixe e o estado mental é confirmada por um aumento da prevalência de depressão registada nessas áreas. Isto deve-se à redução do consumo de óleos de peixe (ricos em ácidos gordos ómega 3) e ao aumento da utilização de óleos vegetais (ricos em ácidos gordos ómega 6).

Além disso, Ruxton (2004) assegurou que o aumento da ingestão de ácidos gordos ómega 3 está associado a potenciais efeitos positivos para a saúde relacionados com doenças cardiovasculares, artrite, desenvolvimento e funcionamento do cérebro. Os ácidos gordos ómega 3 e ómega 6 são os mais abundantes na membrana das células cerebrais. Aumentam a fluidez da membrana neuronal para as sinapses neuronais, essenciais para uma transdução eficiente das sinapses. Por conseguinte, o consumo de ácidos gordos de cadeia longa altamente insaturados pode afetar negativamente o humor e o comportamento por efeito direto na função neuronal.

No entanto, os peixes gordos e o marisco são ricos em ácidos gordos ómega 3, necessários ao cérebro, enquanto os ácidos gordos ómega 6 são mais abundantes nos óleos vegetais, na carne e nos produtos lácteos. A PHDA, a dislexia, o autismo e a dispraxia afectam até 20% das crianças em idade escolar e isso deve-se à redução de certos ácidos gordos altamente insaturados (Richardson, 2003). Por exemplo, as crianças com TDAH têm níveis plasmáticos mais baixos de ácidos gordos ómega 3 do que as crianças normais (Ruxton, 2004). Além disso, como Richardson (2003) sugeriu, os ácidos gordos ómega 3 podem ter um efeito terapêutico nestas doenças mentais. Em crianças com perturbação do desenvolvimento da coordenação, mostraram progressos no que diz respeito à diminuição dos sintomas do tipo ADHD e à melhoria da leitura e da ortografia (Richardson, 2003 e Montgomery, 2005). Assim, a suplementação de crianças subnutridas com vitaminas e minerais, mais ácidos gordos ómega 3, resulta numa diminuição de mais de 30% do comportamento antissocial (Wheelock, 2007, p. 150).

Também foram estabelecidas ligações entre nutrientes individuais, por exemplo, sabe-se que o fornecimento de iodo afecta a função psicomotora e cognitiva. Por conseguinte, a ingestão de alimentos ricos em iodo, como o peixe, pode proteger os indivíduos contra o hipotiroidismo, a má aprendizagem, a PHDA e a perda de memória (Anderson e Zimmerman, 2010). Além disso, em crianças de 2 anos com anemia por deficiência de ferro, a falta de cognição, atenção e motivação é proeminente e a terapia com ferro tem um efeito terapêutico consistente (Ruff et al, 1996 e Wheelock, 2007, p. 150). Os alimentos ricos em ferro incluem carne vermelha, fígado, lentilhas, fruta e legumes. Além disso, Mac Evilly e Kelly (2001) sugeriram que a baixa ingestão de selénio está associada a uma maior incidência de depressão e outros estados de humor negativos. O selénio é abundante na castanha do Brasil, nos rins, no fígado e no marisco. Além disso, a tiamina e o folato, como vitaminas do complexo B, são muito abundantes na comida de plástico e têm efeitos anti-depressivos (Rogers, 2001). O uso de certos aditivos, como corantes artificiais, adoçantes artificiais e conservantes, pode levar ao TDAH (Wheelock, 2007, p. 151).

Além disso, o desequilíbrio entre as proteínas e os hidratos de carbono consumidos numa refeição pode influenciar negativamente a hormona serotonina do cérebro, que está envolvida na modulação do humor e do comportamento. Este facto pode levar à depressão, à agressividade e à impulsividade (Rogers, 2001). Por exemplo, o facto de se sentir menos deprimido e de ter melhor tempo de reação está associado a uma dieta rica em hidratos de carbono/pobre em proteínas (Markus et al., 1998 e Markus et al., 2000).

Por conseguinte, o cérebro é sensível a flutuações de curto prazo no fornecimento de glicose, que provém do metabolismo dos hidratos de carbono na alimentação. Por conseguinte, é essencial manter um nível normal de glicose no sangue, uma vez que a glicose é necessária para o metabolismo da serotonina e está ligada à memória, à atenção e à capacidade aritmética (Blundell et al., 2003 e Bellisle, 2004).

No entanto, é evidente que o mau comportamento das crianças é consequência da ingestão de ingredientes alimentares específicos (Van de Weyner, 2006). Em particular, os alunos subnutridos tiveram uma melhoria significativa no comportamento depois de terem sido incluídos num programa de pequeno-almoço escolar gratuito, e mostraram melhorias em quase todas as tarefas, especialmente nas suas notas de matemática, leitura e ciências sociais (Woroby e Woroby,

1999). Por exemplo, o programa Dudes (Tapper et al., 2003), é um programa de alimentação saudável, que combina a modelação pelos pares (as personagens de desenhos animados Food Dudes em vídeos) e as recompensas, é uma forma bem sucedida de aumentar o consumo de fruta e legumes pelas crianças.

Assim, as crianças, nas escolas primárias, apresentaram um aumento percentual de 4% para 100% e de 1% para 87% no consumo de frutas e legumes, respetivamente (Wheelock, 2007, p. 193). Estes resultados foram alcançados durante pelo menos seis meses (100% das crianças continuavam a comer fruta e 58% a comer legumes). Assim, a simples presença de frutas e legumes em casa não é suficiente para apoiar o consumo e manter os princípios de aprendizagem comportamental. Este programa é considerado uma excelente iniciativa britânica para educar as crianças a comerem pelo menos cinco porções de fruta e legumes diariamente.

Tradicionalmente, a medicina oriental tem utilizado os alimentos para provocar alterações no comportamento, no humor e nos processos de pensamento; provas recentes sugerem que as dietas podem alterar a química do cérebro, o comportamento e a capacidade cognitiva (Mac Evilly e Kelly, 2001; Blundell et al., 2003). O cérebro é sensível às alterações metabólicas associadas à forma das refeições e ao jejum, associadas ao fornecimento adequado de glucose ao cérebro e também ao estado nutricional a longo prazo (Bellisle, 2004). Isto é mais significativo para as crianças na sua fase de crescimento e desenvolvimento, uma vez que estas variedades podem causar efeitos positivos ou negativos imediatos ou a longo prazo.

2.8 A opinião das crianças sobre a origem dos alimentos:

A BBC NEWS (2013) afirma que quase um terço (32%) das crianças do ensino primário do Reino Unido considera que o queijo é feito a partir de plantas e 25% acredita que os dedos de peixe provêm de galinhas ou porcos. A British Nutrition Foundation (BNF) afirmou que cerca de 10% dos alunos do ensino secundário consideram que o tomate cresce debaixo da terra. Este foi um grande inquérito, no qual 27 500 crianças (com idades entre os 5 e os 16 anos) foram inquiridas em junho de 2013. Além disso, o inquérito explorou a ambiguidade sobre a origem de alimentos básicos como a massa e o pão entre os alunos mais jovens, com cerca de um terço dos alunos dos 5 aos 8 anos a acreditar que são feitos de carne, e 19% não compreendiam que as batatas cresciam debaixo da terra, com 10% a pensar que cresciam em arbustos ou árvores.

Consequentemente, Roy Ballam, gestor do programa de educação da BNF, apelou a uma agenda e gestão nacionais para a educação alimentar e nutricional em todo o Reino Unido, "especialmente numa altura em que os níveis de obesidade estão a aumentar". O estudo, criado para coincidir com a semana da alimentação saudável da BNF, na qual se inscreveram 3000 escolas do Reino Unido. Segundo Ballam, o objetivo é "iniciar o processo de reaproximação das crianças às origens da alimentação, da nutrição e da culinária, para que cresçam com uma compreensão mais completa da forma como os alimentos chegam até elas e do que consiste uma dieta e um estilo de vida saudáveis".

2.9 Opiniões das crianças sobre os alimentos e o consumo de grupos alimentares selecionados:

É essencial (Sharifah et al., 2013, p. 132) avaliar as opiniões das crianças sobre os alimentos, que podem influenciar as suas opções alimentares em função dos seus próprios padrões alimentares culturais e da disponibilidade de nutrientes na sua própria cultura. Isto é importante porque a informação obtida pode ser útil para o planeamento da intervenção relacionada e para o desenvolvimento de um método de avaliação dietética e de ajuda. Por exemplo, o questionário de frequência alimentar e as fotografias de alimentos das crianças. A escolha alimentar das crianças é crucial, uma vez que se torna um dos factores determinantes da sua ingestão de nutrientes, que mais tarde pode influenciar o seu crescimento e maturação. As suas escolhas alimentares na fase inicial da vida têm uma grande possibilidade de se prolongarem até à vida adulta.

Zaini et al (2005) sugeriram que o consumo de refeições ligeiras e de fast food pode levar à obesidade infantil. Além disso, a fibra alimentar pode atuar como um elemento protetor contra o excesso de peso infantil, uma vez que afecta a ingestão de alimentos, a digestão e a absorção de nutrientes e o metabolismo dos hidratos de carbono (Ali et al., 1982). As fontes oficiais de fibra alimentar incluem fruta e legumes, cereais e produtos à base de cereais, leguminosas e outros produtos integrais. Para além da fibra alimentar, (Skinner et al., 1999; Carruth et al., 2001) afirmaram que os produtos lácteos têm sérios efeitos potenciais no peso corporal dos bebés, e é importante distinguir que tipo de grupos de alimentos são realmente consumidos pelas crianças. Isto é fundamental para desenvolver intervenções que as encorajem a fazer melhores escolhas de saúde e a diminuir o risco de doenças crónicas.

Além disso, as crianças que consomem cereais ao pequeno-almoço têm normalmente um índice de massa corporal (IMC) e um colesterol mais baixos do que as que consomem alimentos que não são cereais ao pequeno-almoço. Isto deve-se ao facto de os cereais de pequeno-almoço serem menos gordos e mais ricos em fibras do que os outros cereais e podem proteger contra a obesidade infantil (Resnicow, 1991 e Williams, 1995).

Sharifah et al (2013) descobriram que a maioria das crianças (7-9 anos de idade) gosta de comida por causa do sabor. Outras razões incluem o valor nutritivo dos alimentos e as caraterísticas atractivas dos alimentos, tais como um cheiro agradável e a textura dos alimentos, por exemplo, a sua crocância. Outros (Olson et al., 1981; Ricketts, 1997; Perez-Rodrigo et al., 2003; Molaison et al., 2005) mostraram que o sabor dos alimentos era o principal fator limitante relacionado com o consumo e considerado como um determinante significativo da escolha alimentar das crianças. No entanto, no que diz respeito aos alimentos não preferidos, algumas crianças não gostam de alguns tipos de alimentos quando reconhecem que estes não são saudáveis, por exemplo, os doces porque sabem que podem causar dores de dentes ou não gostam de peixe porque tem muitas espinhas (p. 135).

2.10 Diferenças de género nas preferências alimentares:

As organizações de serviços alimentares têm a oportunidade de analisar as suas ofertas e políticas actuais para avançar no sentido de reduzir as opções de gordura e açúcar e aumentar a seleção de frutas e legumes. Por conseguinte, o pessoal dos serviços alimentares deve perguntar-se "O que é que as crianças vão comer?" enquanto avalia as políticas e serviços actuais (Caine-Bish e Scheule, 2009). Certos factores estão relacionados com as preferências alimentares, como a idade, o sexo, a cultura e o estado socioeconómico (Logue e Smith, 1986; Drewnowski, 1997; Turrell, 1998; Lytle et al., 2000; Wansink et al., 2003; Westenhoefer e Cooke, 2005; Caine-Bish e Scheule, 2007). Assim, é essencial compreender a influência destes factores nas preferências alimentares das crianças para ajudar a desenvolver menus saudáveis e bem sucedidos (Caine-Bish e Scheule, 2009).

Caine-Bish e Scheule, (2009) sugeriram que as preferências alimentares das crianças e adolescentes variam entre géneros, bem como as diferenças de género entre os alunos do ensino básico, médio e superior. Assim, as diferenças de género e a combinação entre o género e o nível de ensino são cruciais para apreciar plenamente as preferências alimentares das crianças no contexto escolar. Por exemplo, os rapazes, em comparação com as raparigas, têm uma maior preferência por carne de porco, carne de vaca e peixe na escola primária. Por outro lado, não se sabe ao certo porque é que os rapazes, em particular, são menos favoráveis a estes alimentos na escola secundária. Quanto às raparigas, em comparação com os rapazes, têm uma maior preferência por frutas e legumes, doces e amidos. No entanto, as mulheres adultas escolhem alimentos de conforto como gelados e chocolate.

Além disso, (Caine-Bish e Scheule, 2007; Guthrie et al., 2006) sugeriram que as preferências alimentares das crianças podem prever os alimentos que as crianças escolhem, mas muitas das principais escolhas das crianças são alimentos ricos em gordura, açúcar e calorias, quando questionadas sobre as suas preferências. No entanto, existem muitas escolhas alimentares mais saudáveis que as crianças também preferem, como uvas, morangos e leite magro. Além disso, não só os homens e as mulheres preferem alimentos diferentes, como essas preferências alimentares mudam consoante o nível de escolaridade, por uma razão indistinta.

Capítulo 3

3. Conceção e metodologia da investigação:

3.1 Desenvolvimento da pergunta:

Uma pergunta de proposta inicial tentou identificar o foco das minhas intervenções planeadas, especialmente em termos de estabelecer uma ligação clara entre a pergunta de investigação específica e os métodos de recolha de dados relacionados, uma questão com que me debati durante alguns meses. Após discussões e reflexões mais aprofundadas, a questão foi desenvolvida e, em muitos aspectos, alargada para explorar os pontos de vista, crenças, atitudes e compreensões das crianças (com idades entre os 9 e os 10 anos) sobre alimentação saudável.

3.2 Justificação para esta questão de investigação:

A questão é altamente atual com a elevada prevalência da obesidade infantil entre as crianças do ensino primário no Reino Unido, juntamente com a agenda do governo para reduzir o excesso de peso das crianças. Uma série de documentos de política nacional recentes (Livingstone, 2013; Gibney, 2012; Wheelock, 2007; Paquette, 2005; NHMRC, 2003) declararam a prevalência crescente e os riscos da obesidade infantil. Isto faz referência explícita à importância de explorar as opiniões das crianças sobre alimentação saudável, com especial atenção para as crianças do 5º e 6º ano da escola primária. No entanto, com base na revisão da literatura, muitos aspectos da perceção de uma alimentação saudável estão intimamente relacionados com a questão principal da investigação. Estes incluem a forma como as crianças sabem o que é uma alimentação saudável, a influência dos pais e dos professores nas suas escolhas alimentares, as diferenças de género e as preferências alimentares, bem como as suas opiniões sobre a origem dos alimentos. Além disso, o objetivo desta questão de investigação é explorar a compreensão das crianças sobre grupos alimentares específicos e por que razão gostam de certos grupos alimentares e não gostam de outros. Vou tentar explorar os equívocos no conhecimento dos alimentos, incluindo os elementos fundamentais de uma alimentação saudável em crianças (com idades entre os 9 e os 10 anos) do ensino básico.

3.3 Investigação quantitativa vs. qualitativa:

Biggam, (2008) sugeriu que o termo quantitativo se refere à investigação que se preocupa em avaliar a extensão de algo, por exemplo, a taxa de sucesso dos estudantes de dissertação na escola de medicina dos EUA. Pode ser mais complicado do que apenas obter informações quantitativas simples. Pode envolver o cálculo, para efeitos de pensões e seguros pessoais, da possibilidade de morrer antes da reforma para quem exerce uma determinada profissão (p. 86). Por outro lado, a investigação qualitativa está relacionada com estudos exploratórios aprofundados, por exemplo, a razão pela qual os estudantes escolhem um determinado módulo para estudar, onde existe a oportunidade de obter respostas de qualidade.

Para explorar um determinado assunto em profundidade, é comum misturar e combinar métodos qualitativos e quantitativos, pelo que a investigação quantitativa responde às perguntas "como", enquanto as perguntas "porquê" são deixadas para a investigação qualitativa (Myers, 1997).

3.3.1 Vantagens e desvantagens de um inquérito por questionário:

Optei por realizar um questionário por uma série de razões. Menter et al., (2011, pp. 105-107) apresentam uma lista de várias caraterísticas de um questionário, que passo a discutir brevemente de forma mais pormenorizada para explicar por que razão considerei que este era o método adequado para o meu projeto:

- A necessidade de recolher grandes quantidades de dados num período de tempo relativamente curto.
- Embora os questionários não sejam essencialmente fáceis de conceber, podem ser facilmente administrados.
- Podem ser utilizados para explorar crenças, atitudes, pontos de vista e comportamentos passados. Por conseguinte, são flexíveis e pode ser recolhida uma vasta gama de informações, embora a flexibilidade seja mais uma caraterística de uma entrevista, uma vez que o questionário, uma vez escrito, é fixo.
- Devido à concentração proporcionada pelas perguntas padronizadas, há uma economia na recolha de dados e não se gasta tempo com perguntas periféricas.
- Podem ser utilizadas tanto perguntas fechadas, para uma análise rápida dos dados, como perguntas abertas, cuja análise é mais complexa.
- O questionário do inquérito permite obter amostras maiores e técnicas estatísticas.

Por outro lado, eis algumas das desvantagens dos questionários:

- Os questionários, sobretudo os auto-administrados, podem ser bastante difíceis, especialmente para as crianças mais pequenas com dislexia. Além disso, escrever a um nível que elas compreendam mas que não as confunda é um desafio.
- Não é possível fazer o acompanhamento das respostas nos questionários (como seria possível numa entrevista). Por conseguinte, as respostas que obtemos são condicionadas pelas decisões que tomámos sobre a conceção do questionário.
- Trata-se de uma forma relativamente mecanicista de recolha de dados, uma vez que não podemos adivinhar a confiança com que os inquiridos interpretam as perguntas e respondem às mesmas.
- Dependem da honestidade, da motivação, da memória e da capacidade de resposta dos indivíduos.
- Podem ocorrer erros devidos à não resposta e a interpretações incorrectas, embora os indivíduos identificados num inquérito sejam frequentemente uma amostra aleatória. Por conseguinte, as pessoas que optam por responder ao inquérito podem ser diferentes das que não respondem, o que pode influenciar os resultados.

Por conseguinte, pode ser mais fácil para as crianças mais velhas (9-10 anos) darem respostas honestas através de um questionário anónimo do que através de uma discussão em sala de aula ou de um grupo de discussão em que têm de olhar o investigador nos olhos (Menter et al., 2011, p. 106). No entanto, as crianças podem não se sentir obrigadas a responder, por exemplo, sabendo que a pessoa pode "persuadir" os participantes a responder.

3.3.2 Vantagens da entrevista e questões a considerar:

Devido à natureza flexível do método, as limitações podem ser resolvidas com um planeamento cuidadoso, complementando a abordagem com outros métodos. Além disso, a entrevista é reactiva e pode ler a linguagem corporal e outros comportamentos em resposta às perguntas. (Menter et al., 2011, p. 127-128) referiram muitas vantagens da entrevista e estas incluem:

1. Os entrevistados podem pedir explicações, o que é útil para recolher informações mais precisas ou pode ajudar a perceber que a pergunta precisa de ser aperfeiçoada.
2. Os entrevistados podem moldar a investigação e destacar questões relevantes.
3. Os entrevistados podem ser úteis para conhecer melhor os factores que influenciam as acções e as atitudes.
4. Os entrevistados podem apresentar os seus próprios pontos de vista na sua própria terminologia. Isto é útil para compreender os significados subjacentes às acções das pessoas e para iluminar as suas atitudes e raciocínios.
5. Devido ao ambiente interativo da entrevista, o investigador pode adaptar as perguntas às respostas e obter mais informações.

No entanto, (Menter et al., 2011, p. 128), há certas questões de entrevista que devem ser consideradas e que incluem:

1. A entrevista pode ser um método moroso e dispendioso devido ao tempo necessário para efetuar as entrevistas e analisar as informações.
2. Os temas sensíveis podem ser difíceis de discutir cara a cara devido à natureza socialmente interactiva da entrevista. Por conseguinte, a entrevista pode não só melhorar como também dificultar a recolha de informações.
3. Podem surgir diferenças no nível de pormenor das entrevistas e na interpretação das perguntas pelos informadores. Isto acontece quando as entrevistas são efectuadas por mais do que um entrevistador, podendo cada um fazer perguntas de forma diferente.
4. Em certos casos, por exemplo, se o investigador estiver interessado numa compreensão mais completa de uma determinada questão, poderá ter de comparar uma série de relatos de entrevistados e também triangular com outros métodos, como a observação e a análise de documentos.
5. As entrevistas requerem, tal como os grupos de discussão, a capacidade e a consciência do entrevistador para evitar influenciar o entrevistado.

3.3.3 Modelar um estudo de caso:

A abordagem escolhida é um estudo exploratório que é também de natureza comparativa entre dois grupos diferentes. Neste estudo, estou a lidar com dois estudos de caso, um é o grupo da Igreja local e o outro é o grupo da escola primária, cada um com um contexto e antecedentes diferentes. O projeto tornou-se um estudo de caso comparativo oportunista porque se centra no caso específico de explorar os pontos de vista das crianças sobre uma alimentação saudável de um sistema limitado (um departamento) (Cohen et al. 2007, p. 253) e visa fornecer uma descrição aprofundada centrada nos processos envolvidos, em vez de enfatizar os resultados finais. Nos termos de Yin (2003), trata-se de um estudo de caso exploratório que visa apresentar "uma exploração completa de um fenómeno dentro do seu contexto" (p. 5).

Este inquérito foi aplicado numa escola primária na zona oeste de Oxfordshire / Reino Unido e numa igreja católica local no centro de Oxford, em junho de 2013. Foram selecionadas apenas crianças (com idades entre os 9 e os 10 anos) porque as crianças mais novas poderiam ter dificuldade em compreender ou responder sozinhas a algumas das perguntas, enquanto as crianças mais velhas deveriam estar ocupadas a preparar-se para o exame de admissão às escolas secundárias.

No entanto, optei por efetuar um estudo de caso comparativo por uma série de razões: crianças (9-10 anos), um grupo na escola primária e outro fora da escola (agrupamento social). Cohen et al., (2000, p. 182) apresentam uma lista de caraterísticas de um estudo de caso, que passo a considerar mais pormenorizadamente para elucidar a razão da escolha deste método:

1. *O investigador está essencialmente envolvido no caso".* Esta foi sempre uma preocupação. Como já foi referido, o meu envolvimento nesta investigação era certo. Por conseguinte, as questões de poder e de parcialidade tiveram de ser consideradas desde o início. Tencionava realizar tanto o questionário como as entrevistas às crianças como grupos de discussão. No entanto, a escola onde eu tinha combinado ir entrevistar as crianças pôde facilitar o meu pedido, uma vez que foi obtida a autorização do diretor e havia tempo suficiente disponível. Todos os

   as perguntas e o programa das entrevistas foram preparados e estavam prontos para serem processados com as crianças (Anexo 6).
2. *'O estudo de caso destaca actores individuais ou grupos de actores e procura compreender as suas percepções dos acontecimentos'.* Quis escolher uma conceção de investigação em que todos os envolvidos tivessem um contributo para o projeto e em que a sua compreensão do acontecimento pudesse contribuir fortemente para os resultados, recomendações e sustentabilidade do projeto. Além disso, quis realizar um projeto que se baseasse fortemente na realidade da escola, reflectindo assim as experiências das pessoas envolvidas, que tiveram de viver o projeto na sua totalidade.
3. *Trata-se de uma descrição rica e viva dos acontecimentos relevantes para o caso".*

Era fundamental que qualquer investigação efectuada pudesse ser acessível ao maior número possível de públicos: especialistas em promoção da saúde, professores, pais, funcionários da administração local, etc. Consequentemente, considerou-se importante escolher um método de investigação que fosse inclusivo para todos, independentemente da experiência de investigação anterior, e que fosse apresentado em termos quotidianos, sem jargão e linguagem profissional. A escolha de uma conceção que incluísse uma descrição completa da experiência como parte da investigação em linguagem corrente, que reflectisse as muitas decisões que foram tomadas ao longo do processo e que detalhasse a sua influência na investigação, pareceu ideal.

4. *Combina a descrição dos acontecimentos com a análise dos mesmos".* Tal como referido anteriormente, este aspeto era relevante para o público multifacetado a que se destinava esta investigação.
5. *Fornece uma narrativa sequencial de eventos imperativos para o caso".* Como já foi referido, a investigação tinha de ser acessível a todos. No entanto, era também obrigatório que fosse suficientemente influente para ser analisada por muitos, em particular se se pretendesse dar seguimento a resultados ou recomendações favoráveis no futuro.
6. *Não é feito qualquer esforço para descrever a riqueza do caso na redação do relatório". Desde o início,* não tinha a certeza de qual seria o resultado deste estudo. Por conseguinte, a fim de captar o máximo possível, quis utilizar o maior número possível de métodos de recolha de dados. Além disso, para que os outros envolvidos pudessem sugerir e contribuir com métodos de recolha de dados que considerassem adequados e com os quais se sentissem confortáveis. No entanto, com tantas formas diferentes de recolha de dados planeadas, precisei de adotar uma conceção de investigação que permitisse a comunicação de todas estas conclusões divergentes. Mais tarde, descobri que muitos estilos diferentes de recolha de dados eram certamente preferíveis nos estudos de caso, mas foi este objetivo inicial de retratar a riqueza da experiência que me entusiasmou a utilizá-los.

3.3.4 Questões a considerar aquando da realização de um estudo de caso:

Tendo tomado a decisão de efetuar um estudo exploratório comparativo de dois casos, havia uma série de caraterísticas de uma boa conceção de estudo de caso que eu precisava de considerar. Robson (2002) resume-as brevemente e eu aderi a todas elas ao planear o meu projeto de investigação. No entanto, o mais importante, e que merece ser discutido aqui, é que senti a necessidade de abordar algumas das fraquezas inerentes a esta forma de conceção flexível: a validade e a fiabilidade.

- Validade

A exatidão dos resultados em concepções fixas ou quantitativas é normalmente assegurada pela replicação direta. Se um investigador independente puder confirmar um resultado, diz-se que este é válido. A dificuldade das concepções de investigação flexíveis reside no facto de circunstâncias idênticas não poderem ser facilmente reproduzidas. A forma de resolver isto, segundo Robson (2002), é reformular a terminologia e considerar 'ser exato, ou verdadeiro, ou correto' (p. 170). Afirma que fazer perguntas, ouvir bem, adaptar-se, compreender a situação e não ser tendencioso (ou seja, bom rigor científico) são métodos que podem ser utilizados para ultrapassar este problema. Estas são questões que tive de considerar no meu estudo de investigação. Estar preparado para traçar o caminho através do qual chegou à sua interpretação (Mason, 1996 citado em Robson, 2002 p. 171) é outra abordagem para o fazer. Esta era uma forma fundamental que eu queria trabalhar e, por isso, senti-me segura de que poderia garantir a validade. Também considerei as ameaças à validade: descrição, interpretação e teoria (Robson, 2002), e procurei minimizá-las no meu projeto de investigação.

-Fiabilidade

Na investigação qualitativa, a fiabilidade pode ser considerada como um ajuste entre o que os investigadores registam como dados e o que realmente ocorre no ambiente natural que está a ser investigado, por exemplo, o grau de precisão e abrangência da cobertura" (Bogdan e Biklen, 1992 citado em Cohen et al., 2000. P. 119). Como já referi, a minha intenção inicial era entrevistar as crianças, para além de fazer um questionário. No entanto, devido a circunstâncias imprevistas, e apesar das discussões preparatórias, não foi possível efetuar as entrevistas porque a escola que concordou em participar estava muito ocupada e não havia tempo suficiente para realizar este estudo. Tencionava convidar alguns colegas a tornarem-se também investigadores, o que poderia tornar os resultados mais fiáveis, uma vez que poderíamos comparar e discutir o que aconteceu. No entanto, isto não pode garantir a fiabilidade, uma vez que podem produzir resultados completamente diferentes a partir da mesma observação.

Por isso, decidi assegurar que os meus colegas e eu concordássemos antecipadamente com a fiabilidade dos instrumentos de investigação que escolhêssemos utilizar e que houvesse um número suficiente deles para garantir a triangulação. Espera-se que a triangulação e um número suficiente de registos provem que os resultados do projeto são fiáveis, por exemplo, assegurando que há um número suficiente de crianças envolvidas no projeto para garantir que as técnicas utilizadas são fiáveis.

3.3.5 Tipos de estudo de caso:

Depois de ter considerado as questões específicas relacionadas com a utilização de estudos de caso e de me ter convencido de que esta ainda era a forma mais adequada de conceção de investigação para o meu projeto, tive então de decidir que tipo de estudo de caso realizar. Como já referi, decidi efetuar dois estudos de caso exploratórios e comparativos. Um estudo de caso foi descrito como uma "versão em pequena escala da coisa real, um ensaio do que se propõe" e uma oportunidade de "aprender no trabalho" (Robson, 2002, p. 185). Um estudo de caso exploratório é um piloto para outros estudos ou questões de investigação (Basit, 2010, p. 20). De facto, Cohen et al. (2000) afirmam que os estudos de caso exploratórios podem ser utilizados apenas para gerar hipóteses para formas de investigação de maior escala.

No entanto, os estudos de caso não hesitam em afirmar que este facto não é razão para desvalorizar ou ignorar este tipo de estudo de caso como uma forma de investigação válida ou para o reduzir a uma mera "preliminar" de outros estudos. Fiz questão de que o meu projeto tivesse um objetivo em si mesmo, apesar do seu duplo papel de ser também o piloto para um trabalho posterior, quanto mais não seja para proporcionar satisfação e gratificação "no local" ao pessoal da escola envolvido.

Capítulo 4

4. Ética

Uma caraterística essencial de qualquer projeto de investigação que ainda não discuti claramente é a ética. Bell (1999) cita uma citação útil de Blaxter et al (1996, P.39) que resume sucintamente as questões-chave da ética na investigação:

A ética da investigação deve ser compreensível no que diz respeito à natureza do acordo celebrado com os sujeitos ou contactos da investigação. É por isso que os contratos podem ser uma recomendação útil. A investigação ética implica obter o consentimento informado das pessoas que se vai entrevistar, interrogar, observar ou recolher materiais. Implica chegar a acordos sobre a utilização destes dados e a forma como a sua análise será comunicada e divulgada. E trata-se de cumprir esses acordos depois de os ter alcançado. '

Considerei a necessidade de um tipo de contrato entre mim, enquanto médico de clínica geral qualificado, e a escola para clarificar alguns dos aspectos acima referidos. Também considerei a questão "quem pode ser prejudicado pela minha investigação? ' de modo a gerar alguns cenários de "pior caso". Senti que, ao antecipar potenciais problemas, poderia garantir que o contrato de ética abordasse suficientemente estas questões. Inicialmente, pareceu-me estranho pensar em termos tão negativos como alguém a ser 'prejudicado' pela minha investigação, particularmente com a forma como o projeto se tinha desenvolvido positivamente, o interesse que todas as partes tinham pelo projeto.

Além disso, ao longo da minha investigação, continuei a ser aberta às crianças e ao pessoal sobre o âmbito do meu estudo de investigação. A minha intenção era obter o consentimento razoavelmente informado (Cohen et al. 2007, p. 53) de todos os participantes, incluindo as crianças da escola primária local. Assegurava às crianças participantes que eram livres de interromper a sua contribuição para o projeto em qualquer altura, sem qualquer injustiça para elas. Como já referi, a minha intenção inicial era entrevistar as crianças dentro da escola, uma vez que a hora e o local podem afetar as respostas. Por conseguinte, as perguntas da entrevista foram organizadas de modo a serem dirigidas às crianças (Anexo 6). Planeei utilizar pseudónimos para proteger a identidade das pessoas envolvidas. Além disso, foi garantido o anonimato dos inquiridos nos questionários e a confidencialidade dos entrevistados que o solicitaram (Cohen et al. 2007, p. 64). Pretendia também mostrar os registos das entrevistas aos participantes para que os relatos pudessem ser verificados quanto à sua exatidão e, se necessário, alterados. Antes do início do estudo, foi obtida a aprovação ética do Comité de Ética da Universidade de Oxford Brookes (Anexo 3). Pretendia obter um consentimento escrito dos pais de cada estudante antes da sua participação no estudo.

Basit (2010, p. 56), afirmou que "alguns dos problemas éticos mais intratáveis resultam de conflitos entre princípios e da necessidade de negociar um contra o outro. Por conseguinte, o equilíbrio de tais princípios em situações reais é o eventual ato ético" (House 1993, p. 168). Na minha investigação, considerei também ter a responsabilidade de cumprir os requisitos e o rigor (Gorard, 2003). Por exemplo, a conceção experimental pode ser a abordagem mais ética para obter uma questão de investigação específica, mesmo que seja mais arriscada do que outras concepções menos adequadas. (p. 173). Além disso, tal como (Basit, 2010) sugeriu, no meu estudo de investigação, para ser tão gentil com as crianças, o seu género, raça, classe social, deficiência, etnia, etc., são tidos em conta quando se interage com elas. A utilização de linguagem sexista e racista foi evitada. Tentámos criar uma relação não hierárquica com os participantes e vestimo-nos adequadamente para o trabalho de campo (Basit, 1995).

Capítulo 5

5. Período de trabalho de campo

Os questionários (compostos por 14 perguntas) para crianças (com idades entre os 9 e os 10 anos) foram distribuídos numa escola primária local entre 22nd e 23rd de julho de 2013. Uma semana depois, foram também distribuídos questionários a crianças da mesma idade num grupo da igreja local. Os questionários preenchidos pelas crianças foram devolvidos e recolhidos através de um dos professores que trabalha na mesma escola. Do mesmo modo, os questionários do grupo da igreja local foram recolhidos por um dos funcionários da Brookes no dia 29th de julho. Ambos os dados são analisados separadamente, uma vez que os diferentes antecedentes e contextos podem influenciar os resultados da investigação.

5.1 A escola participante (primeiro grupo/coorte).

Antecedentes

A escola tem quatro graus, é uma escola júnior, controlada por voluntários, situada na zona oeste de Oxford, Stanton Harcourt, que conta atualmente com 78 rapazes e raparigas com idades compreendidas entre os 4 e os 11 anos. A seleção da escola foi oportunista. Depois de a (outra) escola que tinha inicialmente concordado em participar, por razões imprevistas e desconhecidas, ter desistido, surgiu a oportunidade de um tutor da Brookes, que ensinava na escola local, administrar o questionário em meu nome. O professor dessa escola verificou o questionário e aplicou-o em meu nome.

No entanto, a maioria das crianças provém de um nível socioeconómico médio-baixo. Um relatório recente do Ofsted (2008) afirma que a maioria dos alunos desta escola de aldeia, muito mais pequena do que a média, é de origem britânica branca. A proporção de alunos com dificuldades de aprendizagem e deficiências está muito abaixo da média, mas com um número crescente de alunos com problemas de fala e linguagem. O número de alunos em cada grupo de ano é pequeno e varia significativamente de ano para ano. Um comité de gestão voluntário oferece um popular clube pós-escolar. A escola obteve os prémios Healthy Schools, Eco, Active mark e BECTA Computing.

De acordo com o relatório Ofsted (2008), o desenvolvimento espiritual, moral, social e cultural dos alunos é excelente. Desempenha um papel significativo no seu desenvolvimento pessoal e sentido de bem-estar. Os alunos são rápidos a celebrar as realizações dos outros, bem como as suas próprias, e têm uma preocupação bem desenvolvida com o bem-estar uns dos outros.

A escola é muito ativa na vida da aldeia, ajudando os alunos a desenvolver um forte sentido do seu lugar na comunidade. No entanto, a sua compreensão dos valores e crenças de outras comunidades está menos desenvolvida. O clube ecológico e o conselho escolar dão responsabilidades aos alunos e incentivam-nos a contribuir para a vida da escola. O clube ecológico, por exemplo, está a desenvolver nos alunos uma forte consciência do cuidado com o ambiente. Os alunos demonstram uma excelente atitude em relação à aprendizagem. Têm vontade de aprender, o que se reflecte na forma como estão dispostos a contribuir para as aulas, a assumir responsabilidades e a participar com entusiasmo nos debates nas aulas. As relações são muito boas e os alunos dizem sentir-se seguros e confiantes para pedir ajuda aos adultos. O seu comportamento é excelente. Os alunos têm uma noção muito boa de um estilo de vida saudável e aproveitam prontamente as oportunidades para fazer exercício adicional nos intervalos. As competências sociais são muito bem desenvolvidas através do trabalho a pares e em grupo e os alunos são encorajados a tornarem-se independentes na sua aprendizagem.

Como já foi referido, a escola já estava empenhada em tornar-se uma "Escola Saudável" e acolheu bem este estudo de investigação. Um professor que trabalha na escola foi responsável por orientar o estudo e distribuir o questionário às crianças.

Ambiente de alimentação

A escola proporciona um ambiente alimentar seguro e saudável aos alunos, ao pessoal e aos visitantes que almoçam ao meio-dia na escola. Todas as crianças são obrigadas a sentar-se à mesa durante pelo menos 20 minutos para almoçar. As crianças são encorajadas e é-lhes dado tempo para tentarem comer a maior parte da comida fornecida pela escola ou por casa. Os supervisores da hora do almoço ou um membro do pessoal ajudarão as crianças que tenham alguma preocupação. As crianças ajudam a limpar o espaço depois do almoço, numa base rotativa, limpando as toalhas de mesa e varrendo o chão. Os professores são os principais responsáveis pela escolha dos almoços, seguidos pelos pais. A escola referiu que o valor nutricional e a segurança alimentar são as duas principais considerações na escolha dos alimentos para o almoço, de acordo com os desejos dos pais.

Política de alimentação saudável

A escola concorda que uma alimentação saudável é crucial para a educação escolar e para o desenvolvimento das crianças, tendo desenvolvido a sua política de alimentação saudável. Nos casos em que esta política existia, centrava-se principalmente no almoço escolar, seguido de lanches, para tornar explícitos os valores e as diretrizes que sustentam todos os aspectos da cultura alimentar na escola. Além disso, para garantir que as nossas crianças recebam mensagens consistentes e coerentes sobre a alimentação e o seu papel na sua saúde a longo prazo, a fim de cumprir os objectivos da legislação "Every Child Matters".

Almoços escolares

A ementa semanal está exposta para as crianças e os pais no salão de festas, nas salas de aula, no quadro de avisos da escola e no sítio Web da escola. As ementas são enviadas para casa dos pais aquando da introdução de cada nova ementa. A escola ouve as opiniões das crianças sobre as ementas e adapta-as em conformidade. Todas as nossas ementas cumprem os novos requisitos nutricionais para as refeições escolares.

Refeições escolares gratuitas

A escola reconhece o valor particular das refeições escolares para as crianças de famílias com baixos rendimentos. O sistema de refeições escolares gratuitas é ativamente promovido junto dos pais pela escola e é realçado um processo não discriminatório.

5.1.1 O grupo da Igreja local (segundo grupo/coorte de estudo de caso).

Uma equipa de apoio em Brookes ofereceu uma forma oportunista de recolher alguns dados empíricos para o meu estudo, por isso, apesar das boas intenções e de todos os meus planos e preparação, esta foi uma situação de recurso. A natureza do grupo de participantes é descrita abaixo, uma vez que estes factores devem ser tidos em conta na interpretação dos resultados. No entanto, a Igreja local é a Igreja Católica e está situada no centro de Oxford. A maioria das crianças (com idades compreendidas entre os 9 e os 10 anos) frequentava esta igreja, provenientes de escolas primárias próximas, e eram todas de etnia britânica esbranquiçada. As crianças são oriundas de classes socioeconómicas médias-baixas e a maior parte dos seus pais possui habilitações académicas elevadas, estando alguns deles a trabalhar na universidade.

As crianças (com idades compreendidas entre os 9 e os 10 anos) reuniam-se na Igreja numa manhã habitual de domingo e eram todas estudantes da escola primária.

No entanto, fiz tudo o que estava ao meu alcance para obter o número aceitável de participantes para o meu estudo de investigação e utilizar metodologias de investigação qualitativas e quantitativas. Esta era a minha intenção e o meu plano original, e as perguntas da entrevista foram todas organizadas com antecedência (Anexo 6). No entanto, apesar das discussões preliminares e devido a circunstâncias inesperadas, não foi possível realizar as entrevistas.

5.2 Recolha de dados

Um professor que trabalha na mesma escola participante distribuiu o questionário aos alunos do 5.º e do 6.º ano (com idades entre os 9 e os 10 anos) numa escola primária local, numa sexta-feira à tarde, em junho de 2013. Alguns dos pais das crianças estavam disponíveis e manifestaram o desejo de que os seus filhos participassem neste estudo. Foi pedido aos alunos que preenchessem o questionário auto-administrado numa escola durante uma sessão na sala de aula. Foram recolhidas duas pequenas amostras, apenas 26, de dois recursos diferentes. Uma amostra de uma escola primária local e outra de um grupo da Igreja local. Relativamente ao grupo da escola primária, não foi dado qualquer limite de tempo; as crianças passaram cerca de 10-15 minutos a responder ao questionário. O professor teve de esclarecer algumas questões e responder às respostas, mas não foi dada qualquer orientação na resposta. O número de crianças era de 19 nesta escola local, alunos do 5.º e 6.º anos da turma (com idades entre os 9 e os 10 anos). A maioria das crianças (18) estava no nível 4 ou 5 do currículo nacional e uma criança estava no nível 3.

O segundo grupo que respondeu aos questionários foi constituído por crianças de um grupo da Igreja local, no qual foram administrados dez questionários no final da reunião, que se realiza regularmente uma vez por semana. Esta amostra foi considerada uma amostra intencional, uma vez que são necessárias respostas para este estudo. Um membro da equipa da Brooke's começou por se apresentar às crianças e ao seu professor na Igreja. Tentou explicar o objetivo deste estudo de investigação às crianças e ao seu professor, que ficaram satisfeitos e acolheram bem a ideia do inquérito. O membro da equipa da Brooke's entregou 10 questionários às crianças e esteve presente quando as crianças preencheram os questionários, mas não interpretou as perguntas para as crianças, que estavam motivadas e concentradas, embora uma criança não tenha completado todo o exercício. Foram devolvidos sete questionários. Destes, dois foram preenchidos por crianças cujos pais leram com elas e as ajudaram a responder às perguntas. Um dos pais não aceitou que o seu filho participasse no grupo e respondesse às perguntas, mas não justificou a sua decisão.

Capítulo 6

6. Análise dos dados

Foram utilizadas estatísticas descritivas para resumir os resultados do estudo e estes foram apresentados em percentagens, médias e histogramas, sempre que adequado. Algumas percentagens nos valores descritivos podem não corresponder ao total ou a 100% devido ao arredondamento. Além disso, as bases de amostragem para cada pergunta podem variar devido às respostas em falta.

6.1. Resultados do inquérito por questionário às crianças

Foram aplicados 46 exemplares de questionários (Anexo 4), 36 questionários foram aplicados (apenas 19 foram devolvidos) a crianças da escola primária por um professor. O questionário para o grupo da escola primária foi aplicado em 19th de julho e recolhido 5 dias depois. Além disso, foram administrados 10 questionários no domingo 28th de julho ao grupo da Igreja local por um membro do pessoal da Brooke (apenas 7 foram devolvidos) e recolhidos na segunda-feira 29th de julho de 2013. Foi recolhido um total de 26 cópias de questionários preenchidos, com uma taxa de resposta de 92,3% para ambos os estudos de caso. Dos questionários, dois não estavam totalmente preenchidos e todos foram utilizados para a análise dos dados.

6.2 Dados descritivos e conclusões

Todos os dados das perguntas dos questionários das crianças no estudo foram apresentados em tabelas, gráficos, histogramas, e escreverei um parágrafo para explicar os resultados de cada gráfico para ambos os grupos participantes separadamente.

6.2.1 Respostas das crianças à pergunta sobre a definição de alimentação saudável (Q1)

A pergunta 1 era **"o que significa para si uma alimentação saudável?"** Foi pedido às crianças (com idades entre os 9 e os 10 anos) que escolhessem apenas uma resposta entre quatro opções (a, b, c e d), sendo a opção (d) a melhor resposta. A opção (d), que se referia a "Alimentação saudável significa ter uma dieta equilibrada com uma boa atividade física", era a opção mais próxima de alimentação saudável. Outras opções que definitivamente não eram uma alimentação saudável eram a) Comer mais alimentos b) Alimentos com muito sal, açúcar e gordura e c) Demasiadas calorias. O objetivo desta pergunta era explorar a forma como as crianças (com idades entre os 9 e os 10 anos) entendem e percebem o significado de alimentação saudável.

Consequentemente, **a Tabela 1** mostra o número e a percentagem de crianças que responderam corretamente à pergunta "O que significa para si uma alimentação saudável? (Q1). Entre o grupo da Igreja local (6 respostas e uma resposta em falta), a percentagem de respostas corretas foi de 85,7%, enquanto foi de 94,7% para o grupo da escola primária (uma resposta em falta entre 19). A média e o DP (desvio padrão) para ambos os estudos de caso foram de 6,5, 0,70 e 18,5, 0,70, respetivamente. De um modo geral, a compreensão das crianças de ambos os grupos relativamente ao significado de uma alimentação saudável foi muito boa. Estas respostas (por exemplo, não 100%) significam que talvez a pergunta não tenha sido tão clara como poderia ter sido. Por isso, por exemplo, as opções mais experimentais para esta pergunta poderiam ser a) ter um apetite saudável b) comer todos os alimentos com um rótulo saudável c) ter uma dieta equilibrada d) comer o suficiente mas não demasiado.

Além disso, o leque de interpretações de uma alimentação saudável teria sido melhor explorado se as crianças tivessem sido entrevistadas e as suas respostas corretas tivessem sido acompanhadas (Anexo 6).

Tabela 1 Número e percentagem de crianças que responderam corretamente à pergunta "O que significa para si uma alimentação saudável? (QI) Ambos os grupos

	Number of correct answers	No. of children	%	Mean
Local Church Group	6	7	85.7%	6.5
Primary School Group	18	19	94.7%	18.5

6.2.2 Fonte de conhecimentos das crianças sobre alimentação saudável (Q2)

A pergunta 2 era **"Como é que sabes o que é uma alimentação saudável?"** Foi pedido às crianças (com 910 anos de idade) que escolhessem as opções corretas para elas entre quatro opções (a, b, c e d). O objetivo desta pergunta era explorar a fonte de conhecimento das crianças sobre alimentação saudável. As opções eram: a) Anúncios na televisão b) Os pais disseram-lhe c) Rótulos/embalagens dos alimentos d) Escolas e professores. No entanto, algumas crianças não responderam a apenas uma pergunta, pelo que todas as respostas foram apresentadas como totais para fornecer pontuações cumulativas para cada opção.

A proporção máxima de crianças (100%) do grupo da Igreja local considerou os pais como a principal fonte de conhecimentos sobre alimentação saudável, em comparação com 36,8% do grupo da escola primária. Além disso, 71,4% das crianças do grupo da Igreja local afirmaram que tinham conhecimento através das suas escolas e professores, em comparação com 36,8%

do grupo da escola primária. Por outro lado, a maior percentagem de crianças (42,1%) do grupo da escola primária considerou ter conhecimentos sobre alimentação saudável a partir dos rótulos e embalagens dos alimentos, em comparação com (0%) do grupo da Igreja local. Apesar de os anúncios televisivos apresentarem a proporção mais baixa entre as opções dadas, a percentagem foi mais elevada no grupo da Igreja local (14,2%) do que no grupo da escola primária (5,2%) **(Gráfico 1)**

Estas diferenças significativas nos resultados entre os dois grupos podem sugerir que os pais do grupo da igreja local podem cuidar mais dos seus filhos do que os do grupo da escola primária. Ou as escolas do grupo da igreja local podem ter uma política de alimentação saudável melhor do que as do grupo da escola primária. Por conseguinte, pode ser vantajoso acompanhar estes resultados para explorar melhor a influência dos pais, das escolas e dos professores na compreensão das crianças relativamente à fonte de conhecimento sobre alimentação saudável (Anexo 6).

Chart 1 Source of knowledge for children about healthy eating (Q2) Both Groups (Accumulative totals)

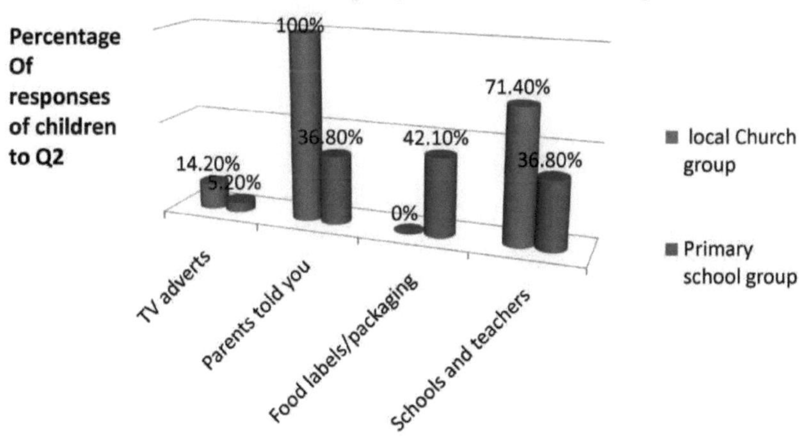

Source of children's knowledge of healthy eating

6.2.3. Conhecimentos das crianças sobre o conteúdo das caixas de snacks saudáveis (Q3)

A pergunta 3 era **"qual das opções abaixo é o conteúdo mais saudável de uma caixa de snacks?"** Foi pedido às crianças (com idades entre os 9 e os 10 anos) que escolhessem apenas uma resposta entre quatro opções (a, b, c e d), sendo que a opção (d) era a resposta correta. A opção (d) referia-se a "fruta e legumes frescos, água pura, queijo, ovo e pão integral". O objetivo desta pergunta era explorar os conhecimentos das crianças (com idades entre os 9 e os 10 anos) sobre o conteúdo de caixas de snacks saudáveis, para descobrir a sua opinião sobre cada um destes alimentos.

85,7% das crianças do grupo da Igreja local (6 respostas e uma resposta em falta) e 94,7% do grupo da escola primária (uma resposta em falta entre 19) responderam corretamente a esta pergunta. A média para ambos os grupos foi de 6,5 e 18,5, respetivamente. De um modo geral, a principal perceção dos conteúdos mais saudáveis das caixas de snacks, como frutas e legumes frescos, água pura, queijo, ovo e pão integral, foi muito boa em ambos os grupos **(Quadro 2)**. As outras opções não eram saudáveis e incluem a) Pão branco, gelado, frango gordo b) Bebida gaseificada, salsichas, batatas fritas, fruta e legumes enlatados. No entanto, poder-se-ia ter obtido mais informação das crianças de ambos os grupos se estas tivessem sido entrevistadas. Por exemplo, para explorar as suas opiniões sobre cada uma destas opções de alimentos e porque é que elas acham que cada um destes conteúdos na opção (d) é saudável? (Anexo 6)

Quadro 2 Número e percentagem de crianças que responderam corretamente à pergunta sobre "o conteúdo mais saudável das caixas de snacks" (Q3) Ambos os grupos

	Number of correct answers	No. of children	%	Mean
Local Church Group	6	7	85.7%	6.5
Primary School Group	18	19	94.7%	18.5

6.2.4 Factores que as crianças consideram na escolha dos alimentos (Q4)

A pergunta 4 era: **"Quando escolhe o que comer, como é que decide?"**

Foi pedido às crianças (com idades entre os 9 e os 10 anos) que escolhessem as opções corretas para elas entre cinco opções (a, b, c, d e e). O objetivo desta pergunta era explorar o que é que as crianças consideram quando decidem comer. As opções eram: a) Sabor b) Aspeto dos alimentos c) Os pais recomendaram-me d) Custo e e) Escolha/disponibilidade.

Todas as respostas das crianças no primeiro e no segundo estudo de caso foram acumuladas e apresentadas como totais acumulados. A maior percentagem de crianças (85,7%) do grupo da Igreja local considerou o sabor como a principal preocupação na escolha dos alimentos, enquanto a escolha/disponibilidade foi a prioridade das crianças do grupo da escola primária (26%). Além disso, 21% das crianças do grupo da escola primária preocupavam-se com a aparência dos alimentos quando escolhiam o que comer, em comparação com (0%) do grupo da Igreja local. Para além disso, 28,5% das crianças do grupo da Igreja local afirmaram que os pais lhes recomendavam os alimentos quando escolhiam a comida, em comparação com 15,7% do grupo da escola primária. Em ambos os grupos, nenhuma (0%) das crianças considerou o custo como um fator importante quando decidiram comer **(Gráfico 2)**

Assim, estas opções poderiam ser mais exploradas e as respostas das crianças poderiam ser acompanhadas através de entrevistas a esses participantes, por exemplo, para descobrir por que razão consideram o sabor e a escolha disponíveis como uma prioridade no primeiro e segundo estudos de caso, respetivamente. Além disso, será que as crianças da escola primária não consideram o sabor importante? Ou a pergunta poderia ter sido melhor formulada, por exemplo, o que é que tem em mente quando escolhe os alimentos? (Anexo 6)

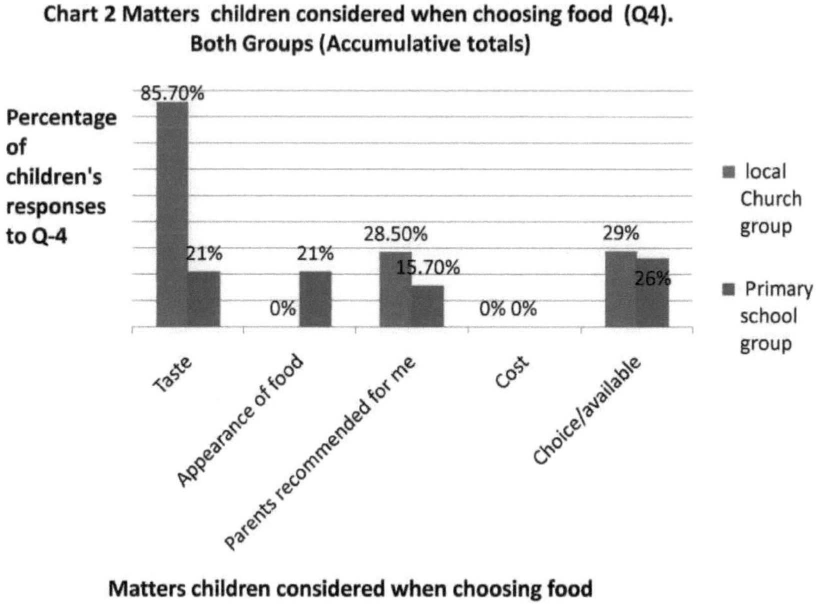

Chart 2 Matters children considered when choosing food (Q4). Both Groups (Accumulative totals)

Percentage of children's responses to Q-4

	local Church group	Primary school group
Taste	85.70%	21%
Appearance of food	0%	21%
Parents recommended for me	28.50%	15.70%
Cost	0%	0%
Choice/available	29%	26%

Matters children considered when choosing food

6.2.5 As escolhas alimentares menos e mais preferidas das crianças (Q5.1 e Q5.2)

A primeira parte (Q5.1) consistia em saber quais são os seus cinco alimentos preferidos? E a segunda parte (Q5.2) era: achas que cada um destes alimentos é saudável? O objetivo desta questão era explorar os cinco alimentos preferidos das crianças (com idades entre os 9 e os 10 anos) e descobrir as diferenças de género entre elas relativamente aos alimentos que preferem. Foi pedido às crianças que mencionassem os nomes dos cinco alimentos que preferem comer como sendo as escolhas alimentares mais e menos favoritas. Em ambos os grupos, as crianças afirmaram que o chocolate, a maçã, o pepino, a salada e a banana eram os seus cinco alimentos preferidos, enquanto que os doces, as batatas fritas de pacote, as batatas fritas de pacote, o frango e o peixe eram as suas cinco escolhas alimentares menos preferidas. Estes alimentos foram os mais frequentemente mencionados pelas crianças de ambos os grupos.

No grupo da Igreja local, os resultados revelaram uma diferença acentuada entre os géneros no que diz respeito às escolhas alimentares preferidas das crianças, em que 75% das raparigas tinham mais preferência do que os rapazes (25%). Por outro lado, nas crianças do grupo da escola primária, os rapazes (47%) tinham mais preferência por estes alimentos do que as raparigas (26%). Neste grupo, tivemos duas respostas em falta (um rapaz e uma rapariga).

Além disso, 57% das crianças do grupo da Igreja local, em comparação com 42% do grupo da escola primária, consideraram cada um destes alimentos como saudável. Por outro lado, 71% das crianças do grupo da escola primária consideraram os seus alimentos favoritos como não saudáveis, em comparação com 0% das crianças do grupo da Igreja local (**Gráficos 3a e 3b**).

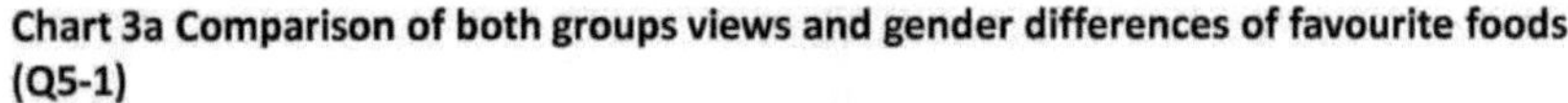
Chart 3a Comparison of both groups views and gender differences of favourite foods (Q5-1)

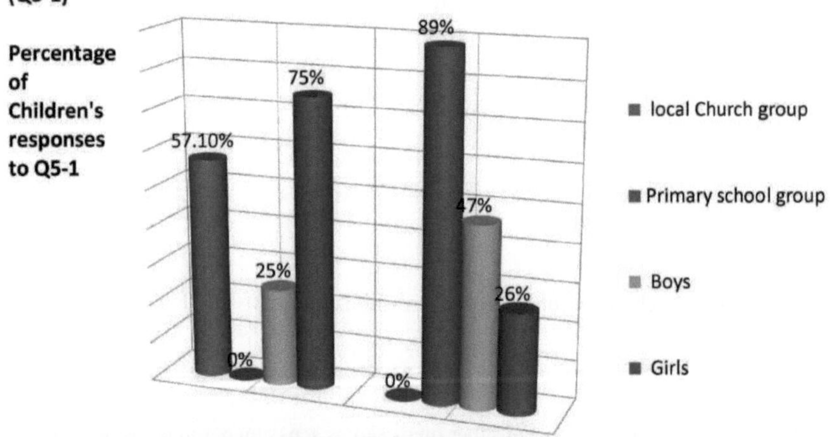

The five most and least favourite foods to eat:

Chocolate, Apple, Cucumber, Salad, Bananas

Sweets, Chips, Crisps, Chicken, Fish

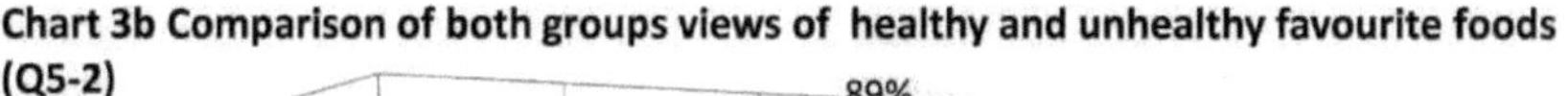

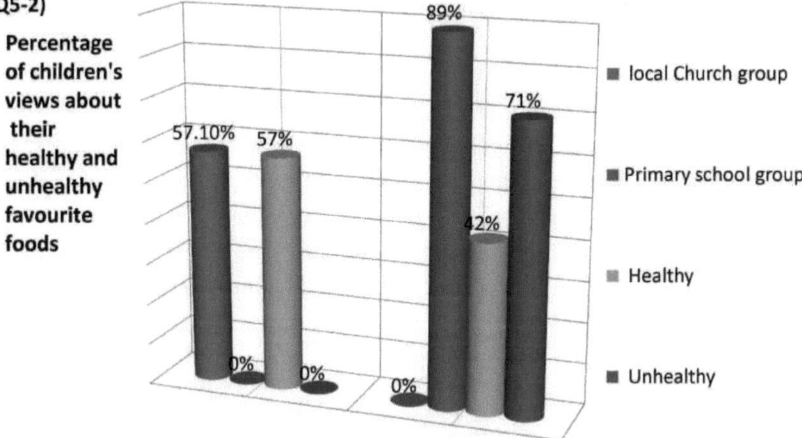

The five most and least favourite foods to eat:

Chocolate, Apple, Cucumber, Salad, Bananas
Sweets, Chips, Crisps, Chicken, Fish

No entanto, na Q5.1 não se sabe se as crianças mencionaram os seus cinco alimentos preferidos como os mais e os menos preferidos ou não? E porque é que preferem estes alimentos mais do que outros? Será que compreenderam realmente a pergunta? Além disso, na entrevista, poderíamos descobrir por que razão consideravam alguns dos seus alimentos preferidos como saudáveis e os outros como não saudáveis? Além disso, como mostra o Gráfico 3a, uma diferença acentuada entre os géneros nas preferências alimentares em ambos os estudos de caso merece ser explorada para um acompanhamento mais aprofundado, entrevistando as crianças de ambos os grupos.

Por exemplo, podemos perguntar às crianças quais são os cinco alimentos que mais e menos gostam de comer? Que alimentos são saudáveis e quais não são? Porque é que comem alimentos não saudáveis? E o que é que temos a sugerir se todos os seus alimentos preferidos não forem saudáveis? Por exemplo, procurar as principais razões para além disso, como uma discussão com os pais, os professores e as escolas, pode ser útil (Anexo 6).

6.2.6 Compreensão das crianças sobre "5 por dia" (Q6)

A pergunta 6 era **"o que achas que são 5 por dia?".** Foram dadas às crianças (com idades entre os 9 e os 10 anos) quatro opções (a, b, c e d), em que a opção (d) era a melhor resposta entre três outras respostas confusas. A opção (d) referia-se a "Cinco porções de frutas e legumes". O objetivo desta pergunta era explorar o que as crianças (com idades entre os 9 e os 10 anos) pensam sobre 5 por dia.

Assim, 57,1% das crianças do grupo da Igreja local, em comparação com 89,4% do grupo da escola primária, pensaram corretamente que "5 por dia" significa cinco porções de frutas e legumes. Além disso, 14,2% das crianças do grupo da Igreja local, em comparação com 5% do grupo da escola primária, perceberam que "5 por dia" significa cinco porções de frutas e cinco porções de legumes. Ninguém (0%) em ambos os grupos pensou que 5 por dia significava cinco porções de fruta e uma porção de legumes. Por outro lado, 5% das crianças do ensino primário e ninguém (0%) pensava que 5 por dia significava cinco porções de fruta e duas porções de legumes. **(Gráfico 4)**

Poderiam ter sido exploradas mais informações se as crianças tivessem sido entrevistadas. Por exemplo, comes cinco porções de fruta e legumes por dia? E porquê? (Anexo 6)

Chart 4 Comparison of both groups views concerning "5 a day " (Q6)

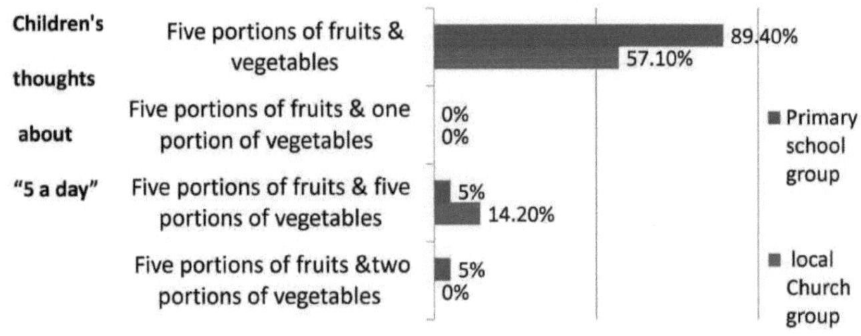

Percentage of responses of children to Q6

6.2.7 Respostas das crianças de ambos os grupos à pergunta "Porque é que achas que o cálcio é uma parte importante da tua alimentação" (Q7)

A pergunta 7 era **"porque é que achas que o cálcio é uma parte importante da tua dieta?"** Foi pedido às crianças (com idades entre os 9 e os 10 anos) que escolhessem apenas uma resposta entre quatro opções (a, b, c e d), sendo que a opção (d) era a resposta correta. A opção (d) referia-se a "Construir dentes e ossos fortes e saudáveis". O objetivo desta pergunta

O objetivo desta pergunta era explorar os pensamentos das crianças (com idades entre os 9 e os 10 anos) sobre o cálcio como uma parte importante da sua dieta.

85,7% das crianças do grupo da Igreja local e 94,7% do grupo da escola primária responderam corretamente a esta pergunta. A média para ambos os grupos foi de 6,5 e 18,5, respetivamente. De um modo geral, a compreensão das crianças sobre o cálcio como elemento crucial para a construção de ossos e dentes saudáveis foi muito boa **(Tabela 3)**. Além disso, poderiam ter sido exploradas mais informações se as crianças fossem entrevistadas. Por exemplo, conheces outros tipos de vitaminas e elementos que consideras saudáveis? E como é que sabes que o cálcio é saudável? (Anexo 6)

Quadro 3 Número e percentagem de crianças que responderam corretamente à pergunta "Porque é que acha que o cálcio é uma parte importante da sua alimentação?" (Q7) Ambos os grupos

	Number of correct answers	No. of children	%	Mean
Local Church Group	6	7	85.7%	6.5
Primary School Group	18	19	94.7%	18.5

6.2.8 O entendimento das crianças sobre o peixe como uma dieta saudável (Q8)

A pergunta 8 era **"porque é que achas que o peixe faz parte de uma dieta saudável?"** Foi pedido às crianças (com idades entre os 9 e os 10 anos) que escolhessem apenas uma resposta entre quatro opções (a, b, c e d), sendo que a opção (d) era a melhor resposta. A opção (d) referia-se a "Baixo teor de gordura, fonte de fósforo para os ossos, o cérebro e outros sistemas do corpo". O objetivo desta pergunta era explorar a razão pela qual as crianças (com idades entre os 9 e os 10 anos) pensavam que o peixe era uma parte importante da sua dieta.

78,9% das crianças do grupo da escola primária e 42,8% do grupo da igreja local responderam corretamente a esta pergunta (opção d). Relativamente ao grupo da Igreja local, 42,8% é bastante baixo em comparação com 85,7% dos seus conhecimentos sobre o cálcio. Por outro lado, 21% das crianças do grupo da Igreja local, em comparação com 42,8% do grupo da escola primária, afirmaram que os seus pais lhes recomendavam peixe como uma dieta saudável **(Gráfico 5)**.

Mais uma vez, a Q8 poderia ser mais bem definida como "porque é que acha que o peixe é uma parte importante de uma dieta saudável? Com que frequência come peixe por semana/mês, e o papel dos pais na educação dos filhos sobre o peixe como parte importante de uma dieta saudável? Por conseguinte, estas questões poderiam ter sido mais exploradas entrevistando as crianças e explorando as suas opiniões sobre outras opções a) Os meus pais disseram-me que o peixe é importante b) Cheio de gordura c) Bom para a visão (Anexo 6)

Chart 5 Children's views about fish as a part of a healthy diet (Q8) Primary School Group

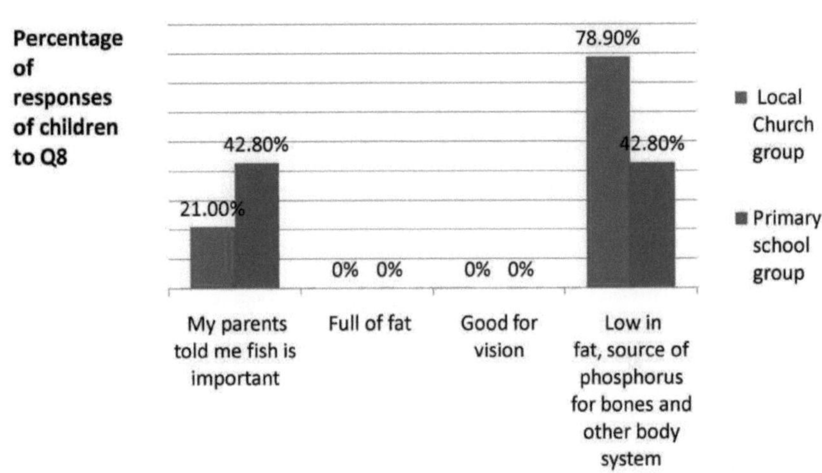

Children's thoughts of fish as a part of a healthy diet

6.2.9 Crenças das crianças sobre frutas e legumes frescos como uma dieta saudável (Q9)

A pergunta 9 era: **"Porque é que acha que os frutos e legumes frescos são uma parte importante de uma dieta saudável?"**

Foi pedido às crianças (com idades entre os 9 e os 10 anos) que escolhessem apenas uma resposta entre quatro opções (a, b, c e d), sendo que a opção (d) era a resposta correta. A opção (d) referia-se a "Fonte de vitaminas e minerais essenciais". As outras opções eram a) Têm cores bonitas b) O sabor é bom c) Estão sempre disponíveis em casa. O objetivo desta pergunta era explorar a razão pela qual as crianças (com idades entre os 9 e os 10 anos) pensavam que as frutas e os legumes frescos eram uma alimentação saudável.

57,1% das crianças do grupo da Igreja local e 94,7% do grupo da escola primária responderam corretamente a esta pergunta. A média para o grupo da Igreja local e para o grupo da escola primária foi de 5,5 e 18,5, respetivamente **(Quadro 4)**.

Esta pergunta poderia ter sido melhorada, por exemplo, porque é que acha que os frutos e legumes frescos são uma parte importante de uma dieta saudável? E porque é que acha que os frutos e legumes frescos são melhores do que os enlatados ou congelados? Qual é o melhor para comer e porquê? E porque é que as pessoas muitas vezes não comem a versão fresca? (Anexo 6)

Quadro 4 Número e percentagem de crianças que responderam corretamente à pergunta "Porque é que acha que os frutos e legumes frescos são uma alimentação saudável?" (Q9) Ambos os grupos

	Number of correct answers	No. of children	%	Mean
Local Church Group	4	7	57.1%	5.5
Primary School Group	18	19	94.7%	18.5

6.2.10 Opinião das crianças sobre o facto de a água ser uma parte importante de uma dieta saudável (Q10)

A pergunta 10 era **"Porque é que acha que a água é uma parte importante de uma dieta saudável?"**

Foi pedido às crianças (com idades entre os 9 e os 10 anos) que escolhessem as opções corretas de entre quatro opções (a, b, c e d). O objetivo desta pergunta era explorar a razão pela qual as crianças pensam que a água é uma parte importante de uma dieta saudável. As opções eram: a) Costumava beber água com a dieta b) 60% dos fluidos corporais são compostos por água c) A água é boa para o crescimento do cabelo d) A água fornece nutrientes às células do corpo e elimina as toxinas através do corpo. Todas as respostas das crianças em ambos os estudos de caso foram apresentadas como totais acumulados.

28,5% das crianças do grupo da Igreja local costumavam beber água com a dieta, em comparação com 5,2% do grupo da escola primária. 28,5% das crianças do grupo da Igreja local pensam que 60% dos fluidos corporais são compostos por água, em comparação com

31,5% do grupo da escola primária. Para além disso, 57,1% das crianças do grupo da Igreja local consideraram que a água fornece nutrientes às células do corpo e elimina as toxinas através do corpo, em comparação com 68,4% do grupo da escola primária. Em ambos os grupos, nenhuma (0%) das crianças pensa que a água é boa para o crescimento do cabelo (**Gráfico 6**).

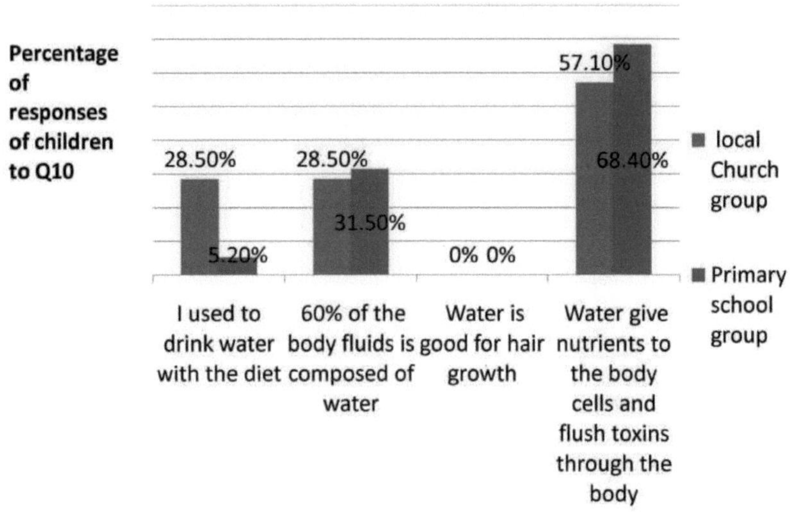

No entanto, outras ideias das crianças sobre a água como parte importante de uma dieta saudável poderiam ter sido identificadas através de uma entrevista. Por exemplo, quanta água bebes diariamente? E porque é que achas que é saudável? (Anexo 6)

6.2.11 Conhecimentos das crianças sobre uma pessoa saudável (Q11)

A pergunta 11 era **"Como é que sabe se uma pessoa é saudável?"**

Foi pedido às crianças (com idades entre os 9 e os 10 anos) que escolhessem as opções corretas para elas entre quatro opções (a, b, c e d). O objetivo desta pergunta era explorar as ideias das crianças sobre uma pessoa saudável. As opções eram: a) Estão em forma, são rápidos e magros b)

Têm um aspeto saudável, não são grandes nem gordos c) Boa forma, sem sinais de doenças, infecções ou obesidade, e d) Não têm excesso de peso, fazem exercício, não fumam. Todas as respostas das crianças em ambos os estudos de caso foram apresentadas como totais acumulados (**Gráfico 7**).

71% das crianças do grupo da Igreja local e 5,2% das crianças do grupo da escola primária consideraram que uma pessoa saudável parece em forma, rápida e magra. Por outro lado, 57% das crianças do grupo da Igreja local e apenas 5,2% das crianças do grupo da escola primária consideram que uma pessoa saudável parece saudável, não grande e gorda. Além disso, 29% das crianças do grupo da Igreja local e 42% das crianças do grupo da escola primária consideram que uma pessoa saudável tem uma boa forma física, sem sinais de doenças, infecções ou obesidade. Além disso, as crianças de ambos os grupos concordaram relativamente com o seu entendimento de que uma pessoa saudável não tem excesso de peso, faz exercício e não fuma, com 57% e 58% no primeiro e segundo estudos de caso, respetivamente (**Gráfico 7**).

Assim, os resultados revelaram uma grande diferença entre as opiniões das crianças de ambos os grupos relativamente a esta questão. Esta diferença pode talvez dever-se à influência dos pais, dos professores e das escolas no seu conhecimento de uma pessoa saudável. Por conseguinte, este aspeto poderia ter sido mais explorado através de entrevistas às crianças de ambos os grupos. Por exemplo, "Achas que o tamanho ou a forma de uma pessoa tem alguma coisa a ver com a sua saúde?" Além disso, algumas caraterísticas importantes de uma pessoa saudável poderiam ter sido apresentadas como perguntas abertas. Por exemplo, estar em forma, não ter excesso de peso, estar em boa forma e ter sinais de doenças ou infecções (Anexo 6).

Chart 7 Comparison of both groups' views of healthy person (Q11) A cumulative totals

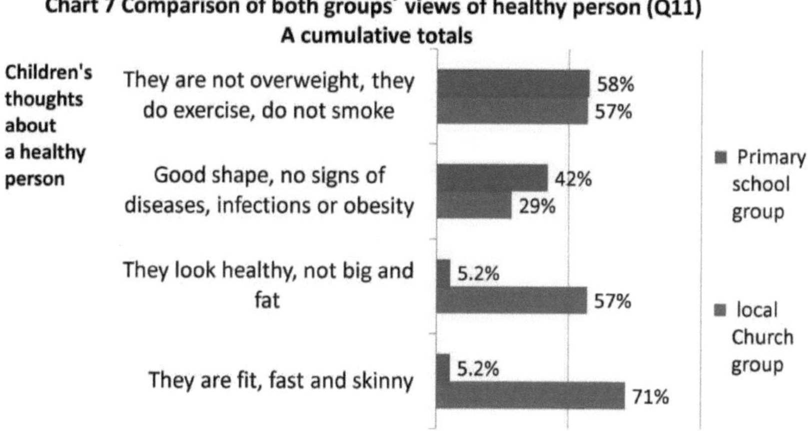

Percentage of responses of children to Q11

6.2.12 Percepções das crianças sobre a origem dos alimentos (Q12)

A Q12 era **"De que achas que são feitos estes alimentos?"**. Foram dadas às crianças 6 opções de alimentos diferentes e foi-lhes pedido que escolhessem a opção adequada de que acham que o alimento é feito. Ao lado de cada alimento, havia uma resposta correta e duas respostas erradas, e as crianças foram convidadas a escolher apenas uma resposta de entre elas. Os 6 tipos diferentes de alimentos eram a) Queijo b) Ovos c) Hambúrgueres d) Massa e) Batatas fritas f) Iogurte. O objetivo desta pergunta era explorar a opinião das crianças sobre a origem dos alimentos.

28,5% das crianças do grupo da Igreja local pensaram que a massa é feita de queijo e 14,2% acreditaram que a massa é feita de carne. Outros 85,7% responderam corretamente que o queijo é feito de leite, 85,7% de ovos de galinha, 85,7% de hambúrgueres de carne de vaca, 42,8% de massa de cereais, 71,4% de batatas fritas de pacote e 71,4% de iogurte de leite **(Tabela 5)**

Além disso, 10,5% das crianças da escola primária perceberam que os ovos são feitos de vaca, 26,3% pensaram que a massa é feita de queijo e 5,2% afirmaram que as batatas fritas de pacote são feitas de plástico. Outras 94,7% responderam corretamente que o queijo é feito de leite, 82,3% que os ovos são feitos de galinha, 84,2% que os hambúrgueres são feitos de carne de vaca, 47,3% que as massas são feitas de cereais, 78,9% que as batatas fritas são feitas de batatas e 73,6% que o iogurte é feito de leite **(Quadro 5)**. Estes resultados revelaram a confusão das crianças nesta pequena amostra de crianças em ambos os grupos, o que indica uma compreensão parcial das crianças relativamente à origem dos alimentos.

No entanto, a exploração do conhecimento das crianças sobre a origem dos alimentos poderia ser mantida entrevistando-as e acompanhando as suas respostas ao questionário. Por exemplo, "Achas que as batatas ou os tomates crescem debaixo ou por cima da terra?" (Anexo 6)

Quadro 5 Opinião das crianças sobre a origem dos alimentos (Q12) Ambos os grupos

	Local Church group			Primary school group		
	Milk	Plants	Butterflies	Milk	Plants	Butterflies
a. Cheese	85.7%			94.7%		
	Sheep	Chicken	Cow	Sheep	Chicken	Caw
b. Eggs		85.7%			82.3%	10.5%
	Monkey	Rabbit	Beef	Monkey	Rabbit	Beef
c. Burgers			85.7%			84.2%
	Meat	Cereal	Cheese	Meat	Cereal	Cheese
d. Pasta	14.2%	32.8%	28.5%		47.3%	26.3%
	Potatoes	Plastic	Sheep	Potatoes	Plastic	Sheep
e. Crisps	71.4%			78.9%	5.2%	
	Turkeys	Ducks	Milk	Turkeys	Ducks	Milk
f. Yoghurt			71.4%			73.6%

6.2.13 Hábitos das crianças de tomar o pequeno-almoço (Q13)

A pergunta 13 era composta por duas partes, a primeira (Q13.1) era "Já tomou o pequeno-almoço hoje?" com opções de sim e não. Além disso, foram dadas às crianças opções de alimentos, caso tivessem tomado o pequeno-almoço no dia do inquérito. Esses alimentos eram a) Ovo b) Cereais c) Leite d) Pão/Torrada e e) Sumo de laranja. Além disso, foi dada às crianças uma caixa grande para o caso de quererem mencionar outros alimentos. A segunda parte desta pergunta (Q13.2) pretendia saber se as crianças acham que o seu pequeno-almoço é saudável ou não.

71% das crianças do grupo da Igreja local referiram que tomaram o pequeno-almoço no dia do estudo de investigação, em comparação com 89% do grupo da escola primária. 29% das crianças do grupo da igreja local não responderam a esta pergunta, em comparação com 5% do grupo da escola primária **(Gráficos 8a e 8b)**. Apenas 5,2% das crianças do grupo da escola primária não tomaram o pequeno-almoço no dia do estudo **(Gráfico 8b).**

Chart 8a Children's breakfast eating status on the day of research (Q13.1) Local Church group

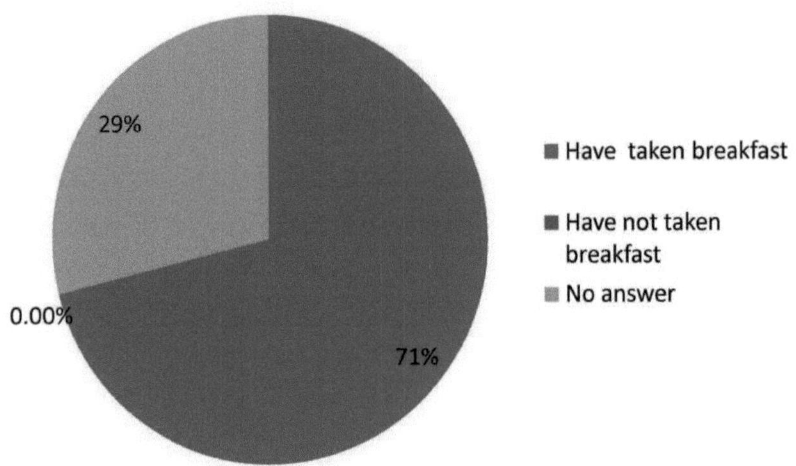

Chart 8b Children's breakfast eating status on the day of research (Q13.1) Primary School Group

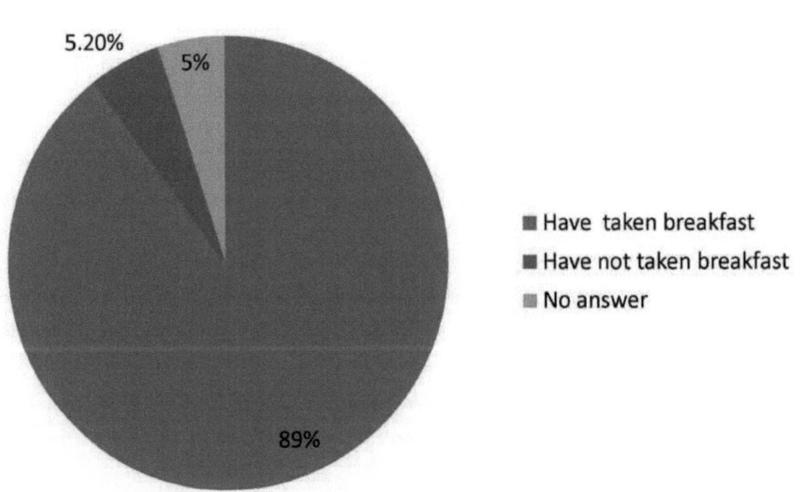

Como mostra o **Gráfico 9**, os cereais foram os alimentos mais consumidos pelo grupo da Igreja local, 42,8%, em comparação com 47% no grupo da escola primária no dia do inquérito. No grupo da Igreja local, ninguém (0%) tinha consumido ovos no dia do inquérito, em comparação com (5,2%) no grupo da escola primária. 21% das crianças do grupo da Igreja local consumiram outros alimentos ou bebidas, tais como iogurte, fruta, água, cachorros-quentes e fruta fresca. Ambos os grupos tomaram leite no dia da investigação, com (14,2%) e (15,7%) para o grupo da Igreja local e o grupo da escola primária, respetivamente. Além disso, 28,5% das crianças comeram pão/torradas no grupo da Igreja local, em comparação com apenas (5,2%) no grupo da escola primária. Apenas (5,2%) das crianças do grupo da escola primária tomaram sumo de laranja, em comparação com (14,2%) no grupo da Igreja local.

Chart 9 Types of foods children consumed in breakfast on the day of research Q13.1 Both groups (Accumulative totals)

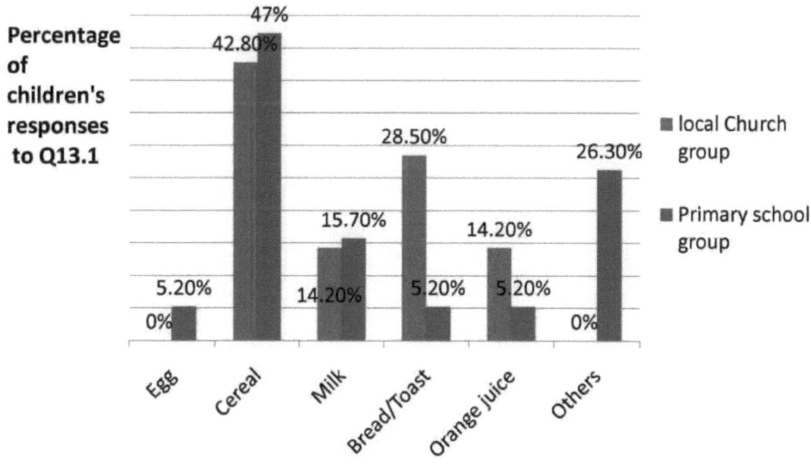

Types of foods children consumed on the day of research

No entanto, algumas questões eram relevantes para explorar, tais como "As crianças pensam que os cereais são saudáveis ou não? Estão conscientes de que os cereais são ricos em açúcar? Por conseguinte, é pertinente explorar esta questão entrevistando as crianças e acompanhando as suas respostas (Anexo 6).

Além disso, no grupo da Igreja local, 57,1% dos rapazes e 14,2% das raparigas consideraram o seu pequeno-almoço saudável e ninguém afirmou que o seu pequeno-almoço não era saudável. Enquanto que, no grupo da escola primária, um rapaz (5,2%) considerava o seu pequeno-almoço sobretudo saudável, 31,5% das raparigas e 26,3% dos rapazes consideravam-no saudável. Apenas 2 rapazes (10,5%) e 2 raparigas (10,5%) consideraram que o seu pequeno-almoço não era saudável **(Quadro 6)**.

Por conseguinte, vale a pena explorar a razão pela qual algumas crianças consideravam o seu pequeno-almoço saudável e outras o consideravam pouco saudável, entrevistando-as e acompanhando as suas respostas (Anexo 6).

Quadro 6 Percepções das crianças sobre o seu pequeno-almoço (Q13.2) Ambos os grupos

	Number Of Answers	Total no. of children	Healthy Breakfast (%)	Unhealthy Breakfast (%)	Mostly Healthy (%) Breakfast
Local Church Group	5	7	4 Boys 57.1% 1 Girl 14.2%	0%	0%
Primary School Group	16	19	5 Boys 26.3% 6 Girls 31.5%	2 Boys 10.5% 2 Girls 10.5%	One Boy 5.2%

6.2.14 Conhecimento das crianças sobre escolhas alimentares mais saudáveis (Q14)

A Q14 era composta por 8 perguntas (a a h), cada uma com duas opções, uma saudável e outra não saudável. O objetivo desta pergunta era saber se as crianças (com idades entre os 9 e os 10 anos) eram capazes de fazer escolhas alimentares saudáveis e de distinguir entre opções de alimentos e bebidas saudáveis e não saudáveis. Esta pergunta especial foi apresentada em textos e imagens para que as crianças a compreendessem de forma atractiva.

Foram dados às crianças quatro pares de alimentos ou bebidas e foi-lhes pedido que escolhessem as opções relativamente mais saudáveis de cada par. Nos grupos da Igreja local, em geral, o conhecimento das escolhas alimentares saudáveis era mau (o número médio de respostas corretas era de 1,5 em 4). Apenas (47,1%) conseguiu identificar corretamente as escolhas relativamente mais saudáveis entre os quatro pares de alimentos ou bebidas. Duas crianças (29%) escolheram frutas e legumes frescos e fritos como alimentos saudáveis; uma criança (14%) considerou saudáveis os alimentos com baixo e alto teor de gordura, duas (29%) afirmaram que os alimentos com baixo e alto teor de sal são saudáveis, uma (14%) escolheu batatas cozidas e fritas como alimentos saudáveis e uma (14%) considerou que o pão integral e o pão branco são escolhas saudáveis **(Gráfico 10a).**

Na outra coorte, no grupo da escola primária, em geral, os conhecimentos sobre escolhas alimentares saudáveis eram bons e melhores do que os do grupo da Igreja local (o número médio de respostas corretas foi de 3 em 4). Cerca de (77,3%) conseguiram identificar corretamente as escolhas relativamente mais saudáveis entre os quatro pares de alimentos ou bebidas. (24%) escolheram frutas e legumes fritos como alimentos saudáveis; (6%) consideraram saudáveis tanto os alimentos com baixo como com alto teor de gordura; (24%) afirmaram que tanto os alimentos com baixo como com alto teor de sal são saudáveis; (12%) consideraram saudáveis tanto os alimentos com baixo como com alto teor de açúcar; (12%) pensaram que tanto as batatas cozidas como as batatas fritas são alimentos saudáveis; e (18%) consideraram que tanto o pão castanho como o pão branco são escolhas saudáveis **(Gráfico 10b)**.

Chart 10a Proportion of children correctly answered the questions regarding knowledge of healthier food choices (Q14 a to h) Local Church Group

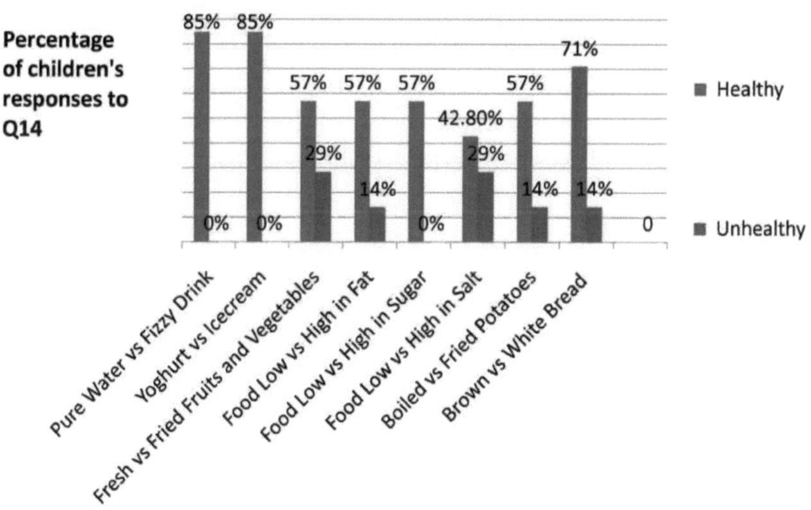

Chart 10b Proportion of children correctly answered the questions regarding knowledge of healthier food choices (Q14 a to h). Primary School Group

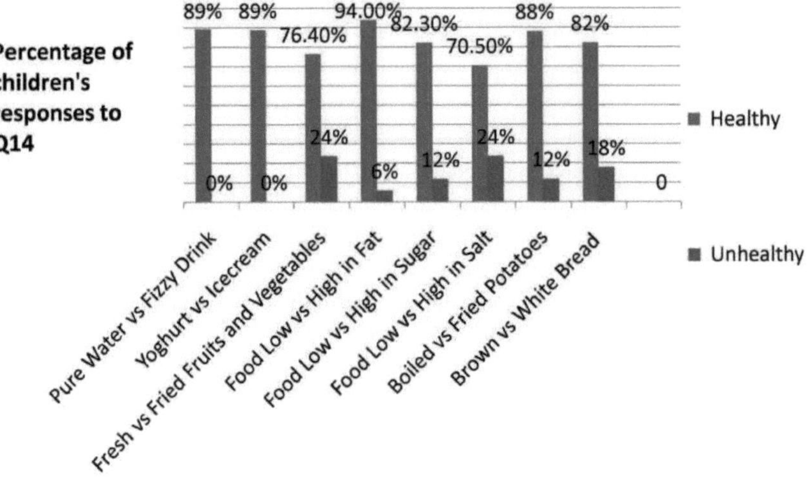

Children's views of healthy vs. unhealthy food choices

Além disso, foram exploradas neste estudo diferenças acentuadas entre os géneros relativamente às escolhas alimentares saudáveis em ambos os grupos. No grupo da escola primária, os rapazes (53%) eram mais propensos a fazer escolhas mais saudáveis do que as raparigas (47%). Por outro lado, as raparigas (57%) eram mais propensas a fazer escolhas mais saudáveis do que os rapazes (43%) no grupo da Igreja local **(Tabela 7).** Mais uma vez, valeu a pena explorar este facto entrevistando as crianças de ambos os grupos (Anexo 6).

Quadro 7 Diferenças entre os géneros relativamente às escolhas saudáveis (Q14) Ambos os grupos

	Boys %	Girls %
Local Church Group	43	57
Primary School Group	53	47

Capítulo 7

7. Discussão

Depois de ter revisto a literatura relacionada com a alimentação saudável e a obesidade infantil, e depois de os resultados dos dados terem sido apresentados para ambos os grupos, vou agora destacar a minha discussão para cada grupo separadamente. Isto deve-se ao facto de cada grupo ter um contexto e antecedentes diferentes que podem influenciar os resultados da investigação. Por conseguinte, vou resumir os resultados de cada grupo de forma independente, para que possa argumentar as principais questões interessantes que podem ser geridas para combater a obesidade infantil e promover uma alimentação saudável.

Os resultados do presente estudo revelaram muitas ideias erradas sobre as opiniões das crianças relativamente a uma alimentação saudável; os seguintes temas de percepções precisam de ser mais investigados: **mais importante, 1. questões que as crianças consideram quando escolhem o que comer, 2. preferências alimentares do género, 3. pensamentos das crianças sobre uma pessoa saudável, 4. opiniões das crianças sobre a origem dos alimentos, 5. hábitos das crianças de tomar o pequeno-almoço, 6. pensamentos das crianças sobre escolhas alimentares mais saudáveis, e 7. Fontes de conhecimento das crianças sobre alimentação saudável.** Identificarei e explorarei cada tema de forma independente para cada grupo participante, a fim de sintetizar as concepções erradas das crianças exploradas nos resultados deste estudo de investigação.

7.1. Aspectos a ter em conta na escolha dos alimentos pelas crianças (Q4)

Como já referi, para esta pergunta, todas as respostas das crianças de ambos os grupos foram apresentadas como totais acumulados. A maior proporção de crianças, 85,7%, no grupo da Igreja local considerou o sabor como uma prioridade na escolha dos alimentos, em comparação com 26% no grupo da escola primária. No grupo da escola primária, (21%) das crianças preocupavam-se com a aparência dos alimentos quando os escolhiam, em comparação com (0%) do grupo da Igreja local. Além disso, no grupo da Igreja local, 28,5% afirmaram que os seus pais lhes recomendavam alimentos, em comparação com 15,7% do grupo da escola primária. Em ambos os grupos, ninguém (0%) considerou o custo como um fator importante quando decidiu comer **(Gráfico 2).**

Estes resultados são semelhantes aos revelados por um grande estudo transversal em Hong Kong (DOH, 2008), apesar da diferença de culturas, estado socioeconómico, etnia, ambiente alimentar e qualidade dos alimentos.

Além disso, os nossos resultados apoiam claramente a teoria do desenvolvimento cognitivo que já foi mencionada na revisão da literatura **(capítulo 2.4)**. Uma vez que estamos a lidar com crianças no estádio de desenvolvimento operacional concreto (910 anos), e tal como Bahn et al. (1989) sugeriram, as crianças operacionais concretas concentram-se principalmente na qualidade e nas caraterísticas da marca, para

Por exemplo, gostando do sabor ou da cor da embalagem quando estavam a distinguir as marcas. As crianças pequenas concentram-se na aparência e na textura, enquanto as crianças mais velhas se concentram nos aspectos gustativos (Zeinstra et al; 2007).

Além disso, os nossos resultados corroboram o que já tinha sido sugerido por Sharifa et al (2013), que descobriram que a maioria das crianças (7-9 anos de idade) gosta de comida por causa do sabor. Além disso, (Olson et al., 1981; Ricketts, 1997; Perez-Rodrigo et al., 2003; Molaison et al., 2005) mostraram que o sabor dos alimentos era o principal fator limitante relacionado com o consumo e considerado como um determinante significativo da escolha alimentar das crianças. Além disso, no que diz respeito aos alimentos não preferidos, algumas crianças não gostam de alguns tipos de alimentos quando sabem que não são saudáveis, por exemplo, os doces porque sabem que podem causar dores de dentes ou não gostam de peixe porque contém muitas espinhas (p. 135).

No entanto, estas conclusões merecem ser exploradas para descobrir e acompanhar as respostas das crianças, tais como: por que razão se dá prioridade ao sabor na escolha dos alimentos, um alimento com bom sabor é saudável? E quanto à influência dos pais nas suas escolhas, se fazem escolhas saudáveis para os filhos, e até que ponto as crianças se preocupam com a aparência dos alimentos e o seu custo? Penso que estes diferentes pontos de vista das crianças poderiam ser melhor explorados entrevistando-as nesta fase crítica do desenvolvimento cognitivo (Anexo 6).

Para além do sabor, em ambos os grupos, uma descoberta surpreendente no nosso estudo foi a clara influência dos pais nas decisões das crianças ao escolherem os alimentos. Neste pequeno estudo de amostragem, 28,5% das crianças do grupo da Igreja local afirmaram que os pais lhes recomendavam alimentos, em comparação com 15,7% do grupo da escola primária. Como já referi, na fase operacional concreta, as crianças são menos egocêntricas, e a recompensa instrumental parece adequar-se às suas capacidades cognitivas, embora não tenhamos medido o desenvolvimento cognitivo. Além disso, as crianças têm uma melhor compreensão do valor e conseguem ver a perspetiva do outro, são mais independentes e autoconfiantes do que as crianças mais novas (Flavell e Piaget, 1963; Roedder-John, 1999; e Delfos, 2003). Por conseguinte, é relevante explorar as razões que vão para além da influência dos pais nas decisões das crianças, nesta faixa etária específica, quando escolhem alimentos em ambas as coortes. Por exemplo, a criança pode ter uma perda de apetite ou pode ter um crescimento e desenvolvimento anómalos (Anexo 6).

7.2 Preferências alimentares do género (Q5)

As crianças de ambos os grupos tinham em comum os cinco alimentos mais e menos preferidos. Os alimentos mais preferidos foram o chocolate, a maçã, o pepino, a salada e a banana, enquanto os menos preferidos foram os doces, as batatas fritas, as batatas fritas de pacote, o frango e o peixe. Como mostra o **Gráfico 3a**, os resultados revelaram uma diferença acentuada entre os géneros no que diz respeito às cinco escolhas alimentares preferidas das crianças. Ou seja, no grupo da Igreja local, 75% das raparigas tinham mais preferência do que os rapazes (25%). Por outro lado, no grupo da escola primária, 47% dos rapazes têm mais preferência por estes alimentos do que 26% das raparigas.

Para além disso, 57% das crianças do grupo da Igreja local consideraram cada um destes alimentos como saudável, em oposição a 42% do grupo da escola primária. Apesar de 71% das crianças do grupo da escola primária considerarem os seus cinco alimentos favoritos como não saudáveis, consideravam-nos como os seus alimentos favoritos **(Gráfico 3b).**

Nos grupos da Igreja local, os alimentos preferidos das crianças eram a pizza, as batatas fritas, o frango, o chocolate, os doces, o bolo, mas não o bolo de fruta, o sumo de laranja, as bananas, as bolachas, o kiwi, a carne de vaca, o pepino, a maçã e o pimento. Entre sete crianças, quatro crianças (2 rapazes e 2 raparigas) consideraram cada um destes alimentos como saudável, e três crianças não responderam a esta questão (Q 5.2).

As crianças do grupo da escola primária indicaram como alimentos preferidos bananas, salada, maçã, massa, pizza, macarrão de porco, gelado, morangos e chocolate, batata, cenoura, salsicha, carne, cachorro-quente, peixe, batatas fritas, azeitonas, bagas de rosa, queijo e doces. Neste grupo, houve duas respostas em falta. Entre as 19 crianças do grupo do ensino básico, duas crianças não responderam a esta questão (Q 5.2), 5 crianças consideraram estes alimentos como saudáveis e 12 crianças consideraram estes alimentos como não saudáveis.

No entanto, estas conclusões são semelhantes às reveladas pelo Departamento de Saúde (DOH, 2008).

Além disso, os rapazes, em comparação com as raparigas, em ambos os grupos, tinham uma maior preferência por carne de porco, carne de vaca e peixe. Por outro lado, as raparigas preferiam mais fruta e legumes, doces e alimentos de conforto, como gelados e chocolate, do que os rapazes de ambos os grupos.

Apesar da semelhança destes resultados com o que já tinha sido salientado na revisão da literatura (Capítulo 2.10), cada grupo de crianças tinha uma preferência de género diferente para a mesma qualidade de alimentos que preferiam. 75% das raparigas do grupo da Igreja local tinham mais preferência pelos seus cinco alimentos preferidos do que os rapazes 25%, em oposição a 47% dos rapazes e 26% das raparigas do grupo da escola primária. Vale a pena explorar este facto entrevistando crianças de diferentes géneros em ambos os grupos para descobrir porque é que tinham preferências alimentares diferentes, embora partilhassem factores semelhantes como a idade, o género, o estado socioeconómico, a etnia e a cultura.

Como já foi referido, estes factores estão relacionados com as preferências alimentares (Logue e Smith, 1986; Drewnowski, 1997; Turrell, 1998; Lytle et al., 2000; Wansink et al., 2003; Westenhoefer e Cooke, 2005; Caine-Bish e Scheule, 2007). Assim, é essencial compreender a influência destes factores nas preferências alimentares das crianças para ajudar a desenvolver menus saudáveis e bem sucedidos (Caine-Bish e Scheule, 2009). Para além disso, vale a pena explorar o nível de educação dos pais através de entrevistas aos mesmos. No entanto, eu potencialmente organizei algumas das perguntas que eram a minha intenção original de fazer às crianças para explorar mais e acompanhar a influência dos seus pais e outros factores nas suas preferências de género (Anexo 6).

No entanto, não se sabe ao certo como é que as crianças apreciaram esta pergunta. Consideraram cada um dos seus alimentos favoritos como saudável ou não saudável? Isto é relevante para descobrir porque é que elas consideram alguns dos seus alimentos favoritos saudáveis e outros não saudáveis? E se um determinado alimento não era saudável, porque é que o preferiam? Mais uma vez, vale a pena explorar e acompanhar esta descoberta para compreender melhor porque é que em ambas as coortes as crianças tinham preferências alimentares de género diferente, o que vai contra os estudos revelados na revisão da literatura (Capítulo 2.10). Além disso, são necessários mais estudos de investigação para confirmar os nossos resultados.

7.3 Conhecimentos das crianças sobre uma pessoa saudável (Q11)

71% das crianças do grupo da Igreja local consideram que uma pessoa saudável parece em forma, rápida e magra, em comparação com apenas 5,2% das crianças do grupo da escola primária. Por outro lado, 57% das crianças do grupo da Igreja local pensam que uma pessoa saudável parece saudável, não grande e gorda, em comparação com 5,2% do grupo da escola primária. Além disso, 29% das crianças do grupo da Igreja local consideram que uma pessoa saudável tem uma boa forma física, sem sinais de doenças, infecções ou obesidade, em comparação com 42% do grupo da escola primária. Além disso, as crianças de ambos os grupos concordam relativamente com o facto de uma pessoa saudável não ter excesso de peso, fazer exercício e não fumar, com 57% e 58% no primeiro e segundo grupos, respetivamente (**Gráfico** 7).

Os nossos resultados corroboram o que já foi explicado na revisão da literatura (Capítulo 2.3). Assim, os mesmos grupos etários, de diferentes contextos e origens, tinham diferentes percepções da sua saúde e da saúde dos outros corpos. Estes resultados são semelhantes aos encontrados por Burrows (2007).

Algumas perguntas, como "Acha que o tamanho ou a forma de uma pessoa tem alguma coisa a ver com a sua saúde?" e as respostas de diferenciação de género, merecem ser exploradas. Por exemplo, podem referir-se ao facto de entenderem que algumas pessoas nascem grandes ou pequenas. Tal como perceberam que os factores genéticos desempenham um papel de confusão nas possibilidades oferecidas às pessoas de se tornarem magras ou esbeltas (Kirk e Colquhoun, 1989). Estas conclusões poderiam ter sido mais exploradas através de entrevistas a crianças (Anexo 6).

Como se pode ver no **Quadro 7**, as respostas das crianças representam uma confusão entre a aptidão física e a ausência de gordura, e a saúde e o tamanho, a forma e o peso. Estes resultados também indicam que a capacidade de correr de uma pessoa, juntamente com o que ela come, pode ser responsável pela sua aparência e, portanto, pela sua saúde. Esta noção de que a saúde pode, de certa forma, ser lida a partir do corpo é bem reconsiderada na literatura da educação física (Crawford, 1980; Tinning, 1985; Shilling, 1993; Markula, 1997). No entanto, esta preocupação com a aparência como indicador de saúde é, em grande medida, considerada como uma exclusividade dos adultos. Os resultados também indicam que as crianças (com idades compreendidas entre os 9 e os 10 anos) estão prontas e dispostas a estabelecer este tipo de ligações entre a saúde e os indicadores corporais, o que constitui uma visão importante, em particular para os educadores físicos (Burrows, 2007).

7.4 Conhecimento das crianças sobre a origem dos alimentos (Q12)

28,5% das crianças da coorte da Igreja local acreditavam que a massa é feita de queijo e 14,2% pensavam que a massa é feita de carne. Estes resultados revelaram a confusão das crianças nesta pequena amostra de crianças, o que indica uma compreensão parcial das crianças sobre a origem dos alimentos. Por conseguinte, é obrigatória uma educação mais aprofundada sobre alimentação saudável e origem dos alimentos para as crianças deste grupo. No entanto, 85,7% responderam corretamente que o queijo é feito de leite, 85,7% de ovos de galinha, 85,7% de hambúrgueres de carne de vaca, 42,8% de massas de cereais, 71,4% de batatas fritas de pacote e 71,4% de iogurte de leite **(Tabela 5)**

No outro estudo de coorte, 10,5% das crianças do grupo da escola primária perceberam que os ovos são feitos de vaca, 26,3% pensaram que a massa é feita de queijo e 5,2% consideraram que as batatas fritas de pacote são feitas de plástico. Estes resultados revelaram novamente a confusão das crianças nesta pequena amostra de crianças, o que indica uma compreensão parcial das crianças sobre a origem dos alimentos. No entanto, 94,7% responderam corretamente que o queijo é feito de leite, 82,3% que os ovos são feitos de frango, 84,2% que os hambúrgueres são feitos de carne de vaca, 47,3% que as massas são feitas de cereais, 78,9% que as batatas fritas são feitas de batatas e 73,6% que o iogurte é feito de leite **(Tabela 5)**.

Para além disso, os resultados deste estudo foram semelhantes aos recentemente publicados pela BBC NEWS (2013). No entanto, uma exploração mais aprofundada do conhecimento das crianças sobre a origem dos alimentos poderia ter sido mantida através de entrevistas. Por exemplo, "Achas que as batatas crescem debaixo ou por cima da terra?" e "Já foste a uma visita a uma quinta?" Ou será que eles realmente entendem o que é plástico? Ou será que a pergunta precisa de ser aperfeiçoada? (Anexo 6)

Mais uma vez, as percentagens destes resultados, quando comparadas com a pequena amostra de crianças em ambos os grupos, são relativamente preocupantes. Assim, os dados sugerem que o ensino às crianças sobre alimentação saudável e origem dos alimentos deve ser promovido e mais focado do que antes, e a política e a prática devem ser redireccionadas. O objetivo deve ser "iniciar o processo de reaproximação das crianças às origens dos alimentos, à nutrição e à culinária, para que cresçam com uma compreensão mais completa de como os alimentos chegam até elas e em que consistem uma dieta e um estilo de vida saudáveis" (BBC

NEWS, 2013). Além disso, é essencial que as crianças visitem quintas para serem fisicamente activas como parte de um estilo de vida saudável, para além de uma alimentação saudável.

7.5 Hábitos das crianças de tomar o pequeno-almoço (Q13)

Como se pode ver nos **Gráficos 8a e 8b**, 71% das crianças do grupo da Igreja local tomaram o pequeno-almoço no dia do inquérito, contra 89% do grupo da escola primária (Q13.1). Apenas 5,2% do grupo da Igreja local não tomou o pequeno-almoço no dia do inquérito.

Para além de tomar o pequeno-almoço, **o Gráfico 9** revelou que os cereais eram os alimentos mais consumidos pelo grupo da Igreja local (42,8%) e pelo grupo da escola primária (47%) no dia do inquérito. Como já foi referido, isto é útil para que as crianças tenham um índice de massa corporal (IMC) mais baixo e um colesterol mais baixo do que as que consomem alimentos não-cereais ao pequeno-almoço. Isto porque os cereais de pequeno-almoço têm menos gordura e mais fibra do que os outros cereais e podem ser protectores contra a obesidade infantil (Resnicow, 1991 e Williams, 1995). No entanto, nem todos os cereais são saudáveis, uma vez que podem conter um elevado teor de açúcar, o que, mais uma vez, vale a pena descobrir e discutir através de entrevistas às crianças. Também a relevância do leite, do ovo, do pão e do sumo de laranja como um pequeno-almoço saudável, e explorar mais aprofundadamente por que razão algumas das crianças de ambos os grupos tomavam certos alimentos ao pequeno-almoço, como iogurte, fruta, água, cachorros-quentes e frutas frescas, e se acham que cada um deles é saudável? (Anexo 6)

Além disso, no grupo da igreja local, 57,1% dos rapazes e 14,2% das raparigas consideraram o seu pequeno-almoço saudável e ninguém afirmou que o seu pequeno-almoço não era saudável. Por outro lado, no grupo da escola primária, um rapaz (5,2%) considerou que o seu pequeno-almoço era sobretudo saudável, 31,5% das raparigas e 26,3% dos rapazes consideraram-no saudável. Apenas 2 rapazes (10,5%) e 2 raparigas (10,5%) consideraram que o seu pequeno-almoço não era saudável **(Quadro 6)**.

No entanto, 71% das crianças do grupo da Igreja local e 89% do grupo da escola primária afirmaram que tomaram um pequeno-almoço saudável. É mais provável que mencionem um grande número de opções alimentares mais saudáveis, como iogurte, fruta fresca e legumes, do que aquelas que não tomaram o pequeno-almoço ou que o saltaram. Estas conclusões são semelhantes às reveladas pelo Departamento de Saúde (DH, 2008). Além disso, os nossos resultados corroboram o que já foi referido na revisão da literatura (**Capítulo 2.5**). Por exemplo, como (Nicklas et al., 1998; Kleemola et al., 1999) sugeriram, quem toma regularmente o pequeno-almoço tem uma alimentação de melhor qualidade, incluindo um maior consumo de fibras, cálcio, vitaminas A e C, riboflavina, zinco, ferro e uma menor ingestão de calorias, gorduras e colesterol.)

Para as crianças, o consumo de pequeno-almoço está associado à educação e a um melhor desempenho escolar (Pollitt e Mathews, 1988; Vaisman et al., 1996; Murphy et al., 1998). Além disso, o pequeno-almoço tem efeitos positivos no desenvolvimento cognitivo e induz um melhor desempenho académico (Dye et al., 2000). Pelo contrário, não tomar o pequeno-almoço está associado a dificuldades na resolução de problemas, na memória a curto prazo, na atenção e na memória episódica das crianças (Pollitt et al., 1983; Vaisman et al., 1996; Wesnes et al., 2003).

Mais uma vez, é recomendável explorar todas estas questões entrevistando as crianças de ambos os grupos. Por exemplo, porque é que achas que o pequeno-almoço é importante para a tua saúde? Porque é que achas que o teu pequeno-almoço é saudável ou não? Sentes-te melhor (mais consciente) na aula quando já tomaste o pequeno-almoço? (Anexo 6)

Além disso, é importante explorar o papel essencial dos pais na influência das escolhas de pequeno-almoço dos filhos, que muitas vezes fazem as suas escolhas de acordo com os desejos dos pais (Agostoni e Brighenti, 2010). É igualmente importante explorar uma razão provável para não tomar o pequeno-almoço, como por exemplo: não ter fome de manhã, falta de tempo, insatisfação com a forma do corpo ou estar de dieta, sobretudo no caso das raparigas.

7.6 Conhecimento das crianças sobre escolhas alimentares mais saudáveis (Q14)

Os nossos resultados nos **Gráficos 10a e 10b** mostraram que, numa coorte da Igreja local, em geral, o conhecimento das crianças sobre escolhas alimentares saudáveis era mau (o número médio de respostas corretas era de 1,5 em 4). Apenas (47,1%) conseguiram identificar corretamente as escolhas relativamente mais saudáveis entre os quatro pares de alimentos ou bebidas. Por outro lado, no grupo do ensino primário, o conhecimento das crianças sobre escolhas alimentares saudáveis era bom (o número médio de respostas corretas era de 3 em 4). Cerca de (77,3%) conseguiram identificar corretamente as escolhas relativamente mais saudáveis entre os quatro pares de alimentos ou bebidas.

Por conseguinte, as crianças do grupo da escola primária eram mais susceptíveis de fazer escolhas mais saudáveis do que as do grupo da igreja local (77,3% contra 47,1%). Estes resultados corroboram o que já tinha sido referido na análise da literatura (Capítulo 2.9).

No entanto, este estudo explorou diferenças acentuadas entre os géneros no que diz respeito às escolhas saudáveis em ambos os grupos. No grupo do ensino básico, os rapazes (53%) eram mais propensos a fazer escolhas mais saudáveis do que as raparigas (47%). Por outro lado, as raparigas (57%) eram mais propensas do que os rapazes (43%) a fazer escolhas mais saudáveis **(Quadro 7)**. Estas conclusões foram relativamente semelhantes às encontradas em (DH, 2008).

Além disso, as crianças devem estar cientes de que as associações com o risco de diabetes tipo 2 são diferentes entre os frutos individuais. Isto significa que um maior consumo de frutos inteiros específicos, em particular mirtilos, uvas e maçãs, está significativamente associado a um menor risco de diabetes tipo 2, enquanto o aumento do consumo de sumos de fruta tem a associação oposta (BBC NEWS, 2013).

Além disso, ao entrevistar as crianças e acompanhar as suas respostas, podemos explorar o principal fator limitante relacionado com o consumo de alimentos e considerado como um determinante significativo da escolha alimentar das crianças (Anexo 6). Por exemplo, o sabor dos alimentos, como sugerido por Olson et al (1981), Ricketts, (1997), Perez- Rodrigo et al (2003) e Molaison et al (2005).

No entanto, Zaini et al (2005) sugeriram que, no que diz respeito aos alimentos não favoritos, algumas crianças não gostam de alguns tipos de alimentos quando sabem que não são saudáveis, por exemplo, doces porque sabem que podem causar dores de dentes ou não gostam de peixe porque contém muitas espinhas (p. 135). Além disso, como já referi, esta pergunta tem uma correlação significativa com o género, com os homicídios que as crianças consideram quando escolhem os alimentos e com as preferências alimentares das crianças.

7.7 Fonte de conhecimentos das crianças sobre alimentação saudável (Q2)

A percentagem máxima de 100% das crianças do grupo da Igreja local considerou os seus pais como a principal fonte de conhecimentos sobre alimentação saudável e 71,4% considerou que as escolas e os professores eram a segunda fonte. Por outro lado, na escola primária, apenas 36,8% das crianças tinham os seus conhecimentos sobre alimentação saudável através dos pais e 36,8% através da escola e dos professores. Por outro lado, a maior percentagem de crianças (42,1%) no grupo de crianças da escola primária considerou ter conhecimentos sobre alimentação saudável a partir dos rótulos e embalagens dos alimentos, enquanto que ninguém considerou esta fonte entre o grupo da Igreja local. Além disso, os anúncios televisivos foram a proporção mais baixa entre o primeiro (14,2%) e o segundo (5,2%) grupos, respetivamente **(Gráfico 1).** Estes resultados apoiam claramente o que já foi mencionado na revisão da literatura (Capítulo 2.6).

Estes resultados apoiam a noção de influência dos pais ao enviarem mensagens de alimentação saudável aos seus filhos (Paquette, 2005). A razão pode ser o facto de a maioria das crianças do grupo da Igreja local ter pais qualificados e instruídos. Por conseguinte, vale a pena descobrir e acompanhar as respostas das crianças de ambos os grupos, possivelmente entrevistando as crianças, os seus pais e os seus professores (Anexo 6).

Capítulo 8

8. Limitações

Há certas limitações neste estudo que devem ser reconhecidas; os dados deste estudo foram recolhidos através de um questionário auto-administrado. As crianças do grupo da escola primária preencheram o questionário sob a supervisão de professores numa sala de aula, ao passo que as do grupo da igreja local o fizeram como um grupo social na reunião semanal de domingo, sob a supervisão de um dos membros da Brookes. Por conseguinte, é possível que algumas crianças tenham dado respostas socialmente aceitáveis que não reflectem as suas verdadeiras percepções de uma alimentação saudável.

Além disso, para efeitos de fiabilidade deste estudo, este estudo teria sido mais preciso se o questionário administrado fosse cruzado com a informação de base, incluindo o número da turma, o sexo e a data de nascimento de ambos os grupos. Por conseguinte, apenas o questionário correspondente deve ser utilizado para avaliar as associações entre os resultados das crianças de ambos os grupos e a escola e a Igreja que frequentavam.

Relativamente ao grupo do ensino primário, apenas o 5º e o 6º ano (9-10 anos) foram incluídos neste estudo. Poder-se-á argumentar que não representam a totalidade da população do ensino primário. Embora os dados tenham sido recolhidos em dois contextos diferentes, uma escola na zona oeste de Oxford e um grupo da Igreja local no centro de Oxford, as preferências alimentares das crianças referidas nesta investigação podem refletir as preferências alimentares locais e regionais. Além disso, as preferências alimentares não foram medidas em relação à preparação ou à origem dos alimentos, o que pode ter tido um impacto na diminuição de muitas preferências alimentares demonstradas em crianças de ambos os sexos. Não se sabe se, ao classificar as preferências, as crianças relataram preferências em relação aos alimentos em geral ou aos alimentos servidos na escola ou em casa.

Outra limitação é o facto de um pequeno número de crianças ter participado neste estudo de investigação, pelo que não é fácil generalizar para uma população maior ou mais alargada. É necessária mais investigação para confirmar os nossos resultados.

No entanto, foram tomadas várias medidas diferentes neste estudo para garantir a fiabilidade e a validade. Aceitei procedimentos sistemáticos para a recolha, o tratamento e a análise dos dados. O facto de ter sido assegurado às crianças de ambos os grupos que não havia respostas erradas e que não terminámos as suas respostas por elas apoia a validade. Os principais tópicos, dados confusos e contraditórios, as análises e interpretações foram discutidos com a minha supervisora (Professora Debra McGregor). Além disso, a comparação dos nossos resultados com outros resultados da literatura reforça a evidência. Tive muito cuidado com a interpretação e estou confiante de que os resultados são um reflexo exato do que as crianças disseram.

Apesar destas limitações, o estudo forneceu informações úteis sobre duas coortes com dois contextos e antecedentes diferentes no que respeita aos conhecimentos, atitudes e práticas das crianças relativamente a uma alimentação saudável e ao ambiente nutricional existente em ambos os estudos de caso. Os resultados gerados terão um valor de referência significativo para o planeamento futuro de programas de promoção de uma alimentação saudável, tanto nas escolas como nos grupos locais da Igreja.

Como investigadora principiante, aprender a ser sistemática na procura e na síntese da investigação revelou-se difícil, mas foi uma competência inestimável a desenvolver. Este foi o primeiro trabalho académico autodirigido realizado e muitas lições foram aprendidas ao longo do caminho com o meu supervisor.

Capítulo 9

9. Conclusões

Os conhecimentos sobre a alimentação saudável continuam a ser uma questão relativamente mal resolvida por duas razões. Em primeiro lugar, a polissemia de "Alimentação saudável" não foi reconhecida no passado e, em segundo lugar, a complexidade da questão (Gustafsson e Sidenvall, 2002). No entanto, se as percepções foram consideradas comparativamente homogéneas em estudos realizados em vários países desenvolvidos, grupos etários, géneros e estados socioeconómicos, é necessário realizar mais investigação para autenticar esta conclusão (Paquette, 2005).

Devido ao facto de os resultados de cada grupo terem sido analisados, apresentados e discutidos separadamente e de cada grupo ter um contexto e antecedentes diferentes, cada grupo necessita de uma conclusão distinta.

9.1 Conclusão do estudo da coorte do ensino primário

As principais questões confusas para as crianças deste grupo foram as Q2, Q4, Q5, Q12, Q13 e Q14. Apesar de a escola ter uma política de alimentação saudável, a percentagem máxima de crianças (42,1%) afirmou que tinha conhecimentos sobre alimentação saudável a partir dos rótulos dos alimentos e apenas 36,8% tinha conhecimentos a partir das escolas e dos professores. A percentagem mais elevada, 26%, de crianças depende da escolha/disponibilidade quando escolhem os alimentos e não foi evidente o papel dos pais no envio de mensagens sobre alimentação saudável. Uma descoberta muito surpreendente foi que, apesar de as crianças da escola primária saberem que a sua alimentação não é saudável, 71% preferem-na. Isto indica que tinham falta de informação sobre alimentação saudável e que é obrigatório redirecionar a política e a prática na escola. Estas conclusões foram alarmantes para uma escola que já estava empenhada numa política de alimentação saudável e que tinha uma boa noção de um estilo de vida saudável (relatório Ofsted, 2008).

Além disso, 26,3% pensaram que a massa é feita de queijo, 10,5% perceberam que o ovo é feito de Caw e 5,2% acreditaram que as batatas fritas de pacote são feitas de plástico. Estes resultados provaram que as crianças da escola primária tinham uma compreensão parcial do conhecimento da origem dos alimentos. Por conseguinte, pode ser útil que a escola se inscreva no programa da Semana da Alimentação Saudável da BNF, que tem como objetivo "iniciar o processo de reaproximação das crianças às origens dos alimentos, à nutrição e à culinária, para que cresçam com uma compreensão mais completa de como os alimentos chegam até elas e em que consiste uma dieta e um estilo de vida saudáveis" (BBC NEWS, 2013).

Apesar de todas as opções dadas para tomar o pequeno-almoço serem saudáveis, 21% das crianças deste grupo pensavam que o seu pequeno-almoço não era saudável (Q13). Isto significa que tinham ideias erradas sobre quais os alimentos que são saudáveis ou não, o que exige mais esforços por parte da escola. Por exemplo, os programas de pequeno-almoço escolar gratuito poderiam ser acrescentados à política de saúde da escola e ensinar as crianças sobre o pequeno-almoço saudável é um bom passo em frente. Para além disso, as crianças consideram que não sabem fazer escolhas saudáveis. 24% consideravam que os frutos e legumes frescos ou fritos, 6% que os alimentos com baixo teor de gordura ou com alto teor de gordura, 12% que os alimentos com baixo teor de açúcar ou com alto teor de açúcar, 24% que os alimentos com baixo teor de sal ou com alto teor de sal, 12% que as batatas cozidas ou fritas e 18% que o pão integral ou branco eram escolhas saudáveis.

A análise acima das respostas das crianças no grupo do ensino primário, e tal como sugerido por Burrows (2007), recomenda que há muito para os educadores físicos atenderem a nível pedagógico e pessoal em relação à saúde e à educação física nas escolas. Estas conclusões apontam para a necessidade de dotar as crianças de estratégias para dar sentido à informação contraditória e normativa que lhes é apresentada. Precisam também do aparato cognitivo para pesar as implicações para si próprias e para os outros da adoção de determinadas práticas de saúde e dos recursos. Trata-se de examinar a potencial disjunção entre as estratégias recomendadas e os seus efeitos concretos ao nível do indivíduo. Além disso, a escola oferece uma oportunidade única para prevenir a obesidade infantil e as crianças passam uma grande parte do seu tempo em ambientes escolares, nos quais podem receber informações sobre uma alimentação saudável adequada (Elder et al., 2010).

Além disso, as preferências alimentares diferiam entre géneros no grupo da escola primária. As ementas devem refletir a evolução das preferências das crianças no que diz respeito ao género e às recomendações dietéticas para a saúde. Esta escola, que planeia ementas semelhantes para ambos os sexos, pode querer analisar mais de perto as preferências por sexo e ter opções que satisfaçam ambos os sexos. Conhecer as preferências alimentares das crianças (com idades compreendidas entre os 9 e os 10 anos) em função do género é uma informação valiosa que pode ser utilizada para melhorar a alimentação das crianças do ensino primário e, ao mesmo tempo, desenvolver uma alimentação saudável ao longo da vida. Além disso, os dados relativos às preferências podem ser úteis para o planeamento das ementas escolares, de modo a criar programas de educação nutricional dignos, paralelos às mudanças que estão a ser realizadas no serviço de alimentação escolar (NATALIE et al., 2009). Por conseguinte, deve ser explorada uma maior compreensão das implicações da qualidade dos alimentos ou da marca dos produtos nas preferências e no consumo das crianças em ambiente escolar.

Além disso, o presente estudo revelou que as preferências alimentares das crianças dependem de vários factores, tais como o gosto, os pais, as escolas e os professores. O envolvimento e apoio dos pais é essencial para o sucesso de qualquer intervenção que tenha como objetivo a prevenção e gestão do excesso de peso ou obesidade em crianças pequenas (Jackson et al., 2005). Assim, para promover uma alimentação saudável junto das crianças, os fabricantes de alimentos devem produzir alimentos mais saudáveis, com bom sabor e uma apresentação atractiva que seja amiga das crianças. Os pais e os professores devem educar as crianças sobre escolhas alimentares mais saudáveis, uma vez que elas podem interessar-se pelos alimentos depois de conhecerem o seu valor nutricional. Além disso, é essencial promover a ingestão de frutas e legumes, em casa e na escola, como lanches, porque satisfazem o apetite e são nutritivos.

Por conseguinte, os dados da escola exigem que sejam envidados mais esforços para promover a sensibilização das crianças para as campanhas de alimentação saudável, o apoio à promoção da alimentação saudável na escola e a participação em qualquer atividade de alimentação saudável organizada pela escola podem ter um impacto positivo nas opiniões das crianças sobre os seus conhecimentos e hábitos alimentares saudáveis.

Além disso, a escola participante pode beneficiar de um modelo de pequeno-almoço equilibrado (Capítulo 2.5.4) para promover um pequeno-almoço saudável para as crianças. Assim, o pessoal dos serviços de alimentação deve perguntar "O que é que as crianças vão comer?" enquanto avalia as políticas e serviços actuais (Caine-Bish e Scheule, 2009).

Para estudos futuros, recomenda-se que se entrevistem as crianças, os pais, os professores e os operadores das cantinas escolares, a fim de obter melhores informações sobre a disponibilidade de alimentos no ambiente escolar e doméstico e sobre as escolhas alimentares das crianças em ambos os contextos.

No entanto, é essencial fazer sugestões sobre políticas para as escolas e orientações para os pais para combater/abordar a obesidade através de uma maior sensibilização para uma alimentação saudável, o que também pode ser útil para dar forma à minha dissertação (Anexos 8, 9 e 10).

9.2 Conclusão do inquérito ao grupo local da Igreja

Como já referi, a maioria dos pais das crianças deste grupo tinha habilitações académicas elevadas, pelo que esta pode ser a razão pela qual as crianças responderam muito bem às perguntas Q1, Q2, Q3, Q7 e Q8.

No entanto, algumas questões foram particularmente preocupantes nas Q9, Q10, Q12 e Q14 neste grupo e precisam de ser abordadas para evitar a obesidade infantil. Apenas 57% das crianças deste grupo perceberam que a fruta e os legumes frescos são saudáveis porque são fontes de vitaminas e minerais essenciais (Q9). Esta percentagem foi baixa quando comparada com uma amostra muito pequena de crianças (apenas 7). Uma elevada percentagem de crianças (28%) deste grupo costumava beber água com a alimentação e considerava-a saudável. Apenas 57% consideraram que a água é uma parte importante de uma dieta saudável porque é nutritiva e antitóxica. Para além disso, 42,7% das crianças revelaram uma compreensão parcial da origem dos alimentos (Q12).

Além disso, as crianças tinham dificuldade em fazer escolhas saudáveis entre determinados alimentos, como frutas frescas versus frutas fritas (57%) e legumes, alimentos com baixo e alto teor de gordura (57%), açúcar (57%) e sal (57%), e batatas cozidas e fritas (42,8%). Todos estes resultados revelaram que existiam áreas de compreensão parcial ou de conceção errada das crianças deste grupo que é essencial abordar e resolver para ajudar a evitar a obesidade infantil.

No entanto, poderíamos ter explorado melhor os pontos de vista das crianças deste grupo, se elas tivessem sido entrevistadas (Anexo 6).

Referências

Agostoni, C. And Brighenti, F. (2010) Dietary Choices for Breakfast in Children and Adolescents. *Critical Reviews in Food Science and Nutrition*. 50 (2), 120128.

Ali, R. Staub, H. Leveille, G.A. And Boyle, P.C. (1982) Dietary fiber and obesity: a review. In: Vahouny, GV. Kritchevsky, D. Editores. Dietary fiber in Health and Disease, Nova Iorque, NY: *Plenum Press*.

Anderson, A.S. Porteous, L.E.G. Foster E. *Et al.* (2005) The impact of schoolbased nutrition education intervention on dietary intake and cognitive and attitudinal variables relating to fruits and vegetables. *Public Health Nutr.* 8(6): 650-656.

Anderson, M. e Zimmerman, B. M. (2010) Influência da deficiência e do excesso de iodo nos testes de função da tiroide. Em: Anderson, M. E Zimmerman. B. M. *Thyroid Function Testing*. EUA: Springer US, 45-69.

Antova, T. Pattenden. S. And Nikiforov, B. *et al.* (2003) Nutrition and respiratory health in children in six central and Eastern European countries. *Thorax*. 58 (3), 231-236.

Baughcum, A. Chamberlin, L. Deeks, C. Powers, S. And Whitaker, R. (2000) Maternal perceptions of overweight preschool children. *Paediatrics*. 106 (6), 1380-1386.

Bellisle. (2004) Effects of diet on behavior and cognition in children (Efeitos da alimentação no comportamento e na cognição das crianças). *British Journal of Nutrition*. 92 (Suppl 2), S227-S232.

Blundell, J. Gumaste, D. Handley, R. And Dye, L. (2003) Diet, behavior and cognitive functions: a psychobiological view. *Scandinavian Journal of Nutrition*. 47 (2), 85-91.

Burrows, L. (2007) "Fit, Fast, and Skinny": New Zealand school students 'talk' about health. *Journal of physical education in New Zealand*. 16 (1), 26-34.

Bahn, K.D. (1989) cognitively and perceptually based judgments in children's brand discriminations and preferences. *J Bus Psychol (Arquivo Histórico)*. 4 (2), 183-197.

Baranowski, T. Davis, M. And Resnicow, K. *et al.* (2000) Gimme 5 fruits, juice, and vegetables for fun and health: outcome evaluation. *Health Educ Behav*. 27 (1): 96-111.

Basit, N. T. (1995) Educational, Social and Career Aspirations of Teenage Muslim girls in Britain: An Ethnographic Case Study. Tese de doutoramento, Universidade de Cambridge

BBC News Online (2013) *Fruit consumption and risk of type 2 diabetes: results from three prospective longitudinal cohort studies.* Disponível em: http://www.bmj.com/content/347/bmj.f5001 (Acedido em: 20 de setembro de 2013).

BBC News Online (2013) *Estudo revela a confusão das crianças.* Disponível em: http://www.bbc.co.uk/news/education-22730613 (Acedido em: 20 de setembro de 2013).

Bell, J. (1999) *Doing your research project.* Buckingham: Open University Press

Bere, E. And Klepp, K.I. (2005) *Changes in accessibility and preferences predict children's future fruit and vegetable intake.* Int J Behav Nutr Phys Act, 2:15.

Berg, C. Jonsson, I. Conner, M. e Lissner. (2003) Percepções e razões para a escolha de alimentos com gordura e fibra por crianças suecas em idade escolar. *Appetite.* 40:61-7.

Blaxter, L. Hughes, C. e Tight, M. (1996) How to research. Buckingham: Open University Press citado em Bell, J. (1999) *Doing your research project.* Buckingham: Open University Press

Bogdan, R. G. And Biklen, S. K. (1992) (2nd Ed.) *Qualitative Research in Education.* Boston, MA: Allyn and Bacon

Bourcier, E. Bowen, D. J. Meischke, H. And Moinpour, C. (2003) Evaluation of strategies used by family food preparers to influence healthy eating . *Appetite.* 41 (3), 265-272.

Caine-Bish, N. And Scheule, B. (2007) Food preferences of school age children and adolescents in an Ohio school district. *J child Nutr Management.* (2)

Caine-Bish, N. And Scheule, B. (2009) Gender Differences in Food Preferences of School-Aged Children and Adolescents (Diferenças de género nas preferências alimentares de crianças e adolescentes em idade escolar). *Journal of School Health.* 79 (11), 532-540.

Carruth, B.R. And Skinner, J.D. (2001) The role of dietary calcium and other nutrients in moderating body fat in preschool children. *Int. J. Obes. Relat.Metab.Disord.* 25: 559-66.

Cheng, T. S., Tse, L. A., Yu, I. T. e Griffiths, S. (2008) Percepções das crianças sobre a atitude dos pais que afecta a omissão do pequeno-almoço em alunos do sexto ano do ensino básico. *J. Sch. Health.* 78: 203-8.

Cohen, I. Manion, I. And Morrison, K. (2000) (5th Ed.) *Research methods in education.* London: Routledge

Cohen, L. Manion, L. And Morrison, K. (2007) (6th Ed.) Research *Methods in Education.* London: Routledge. 656.

Contento, I.R. (1981) Children's thinking about food and eating - A Piagetian- based study . *J Nutr Educ.* 13 (1), S86-S90.

Cooke, L.J. And Wardle, J. (2005) Age and gender differences in children's food preferences. *Br. J. Nutr.* 93: 741-746.

Conselho da Europa (2005) (Ed. francesa) *Comer na escola - fazer escolhas saudáveis.* Alemanha: *Editora do Conselho da Europa.* 29.

Crawford, R. (1980) Healthism and the medicalisation of everyday life. *International Journal* *of Health Services.*10, 365-388.

Delfos, M.F. (2003) (3rd Ed.) *Ontwikkeling in vogelvlucht. Ontwikkeling van kinderen en adolescenten.* Lisse, Swets e Zeitlinger. 335.

Drewnowski, A. (1997) Taste preferences and food intake. *Annu Rev Nutr.* 17: 237-253.

Drewery, W. And Bird, L. (2004) (2nd Ed.) *Human development in Aotearoa: A journey through life.* Sydney: McGraw-Hill.

Dye, L. Lluch, A. And Blundell, J. E. (2000) Macronutrients and mental performance. *Nutrition.* 16:1021-34.

Eaton, D.K. Kann, L. And Kinchen, S. et al. (2008) Youth risk behavior surveillance-United States, 2007. Resumos de vigilância. *MMWR. 2008.* 57 (4), 1-131.

Edwards, J.S. And Hartwell, H.H. (2002) Fruit and vegetables-attitudes *and knowledge of primary school children.* J Hum Nutr Diet , 15 (5): 365-374.

Evans, J. Rich, E. e Allwood, R. (2006) Body pedagogies, P/policy and gender. Comunicação apresentada na Universidade de Quioto, Japão.

Fabritius, K. And Rasmussen, M. (2008) Breakfast habits and overweight in Danish school children. O papel das posições socioeconómicas. *Ugeskr. Laeger,* 170:2559-63.

Farshchi, H.R. Taylor, M.A e MacDonald, I.A. (2004) A frequência regular das refeições cria uma sensibilidade à insulina e perfis lipídicos mais adequados em comparação com a frequência irregular das refeições em mulheres magras saudáveis. *Eur. J. Clin. Nutr.* 58:1071-7.

Farshchi, H.R. Taylor, M.A e MacDonald, I.A. (2005) Beneficial metabolic effects of regular meal frequency on dietary thermo genesis, insulin sensitivity and fasting lipid profiles in healthy obese women. *Am J ClinNutr* . 81:16-24.

Field, A.E. Austin, S.B. And Taylor, C.B. et al. (2003) Relation between dieting and weight change among preadolescents and adolescents. *Paediatrics.* 112(4):900-906.

Fisher, J.O. And Birch, L. L. (1999) Restringir o acesso a alimentos palatáveis afecta a resposta comportamental, a seleção de alimentos e o consumo das crianças. *Am J ClinNutr* . 69 (6), 1264-1272.

Flavell, J.H. e Piaget, A. (1963) *The developmental psychology of Jean Piaget. In The university series in psychology.* Princeton [etc.]: [s.n.]: McClelland DC.

Fallon, A.E. Rozin, P. And Pliner, P. (1984) The child's conception of food: the development of food rejections with special reference to disgust and contamination sensitivity. *Child Dev.* 55 (2), 566-575.

Glisenan, M.B. de Bruin, E. A. And Dye, L. (2009) The influence of carbohydrate of cognitive performance: a critical evaluation from the perspective of glycemic load. *Br. J. Nutr.* 98:941-9.

Gorard, S. (2003) Quantitative Methods in Social Sciences. London: Continuum.

Gortmaker, S.L. Cheung, L.W. And Peterson K.E. et al. (1999) Impact of a school-based interdisciplinary intervention on diet and physical activity among urban primary school children: eat well and keep moving. *Arch. Pediatr. Adolesc. Med.* 153 (9), 975-983.

Gortmaker, S.L. Peterson, K. And Wiecha, J. et al. (1999) Reduzir a obesidade através de uma intervenção interdisciplinar baseada na escola entre os jovens. *Arch. Pediatr. Adolesc. Med.* 153 (4), 409-418.

Guthrie, J.F. Lin, B.H. Reed, J. And Steward, H. (2006) Understanding economic and behavioral influences on fruit and vegetable choices. *Amber Waves*.3 (2).

Gable, S. And Lutz, S. (2000) Household, parent and child contributions to childhood obesity. *Family relations*. 49 (3), 293-300.

Gibney, M. (2012) Fat and Sugar Taxes: Resolverão o problema? Disponível em: http://www.ucd.ie/foodandhealth/seminarseries/fatsugartaxes/ (Acedido em: 21 de setembro de 2013).

Gillespie, L. (2003) *Pode a educação física educar? Em B. Ross & L. Burrows (Eds.), it takes 2 feet: Teaching physical education and health in Aotearoa*. Nova Zelândia: Palmerston North: Dunmore Press. 185-194.

Giovannini, M. Agostoni, C. e Shamir, R. (2010) The Relevance of Breakfast: Concluding remarks . *Critical Reviews in Food Science and Nutrition*. 50 (2), 129-129.

Golan, M. And Crow, S. (2004) Parents are key players in the prevention and treatment of weight related problems. *Nutrition Reviews*. 62 (1), 39-50.

Hanson, M.D. and Chen, E. (2007) Socioeconomic status and health behaviours in adolescence: a review of the literature. *J. Behaviour. Med.* 30, 263-85.

Health Canada (1990) *Action towards healthy eating: Canada's guidelines for healthy eating and recommended strategies for implementation: the report of the Communications/Implementation Committee.* Ottawa, ON: Ministro da Saúde Nacional e do Bem-Estar.

Health Canada (1992) *Canada's Food Guide to Healthy Eating.* Ottawa, ON: Ministro da Saúde e do Bem-Estar Nacional.

Hodges, E. (2003) A primer on early childhood obesity and parental influence. *Pediatric Nursing*. 29 (1), 13-16.

Hart, K.H. Bishop, J.A. And Truby, H. (2002) An investigation into school children's knowledge and awareness of food and nutrition . *J Hum NutrDiet*. 15 (2), 129-140.

Henry, C.J. Lightowler, H.J. And Strik, C.M. (2007) Effects of long term intervention with low and high glycemic index breakfasts on food intake in children aged 8-11 years old. *Br. J. Nutr*. 98 (3), 636-40.

House, E.R. (1993) Avaliação profissional: Social Impact and Political Consequences. Newbury Park, CA: Sage.

IASO (Associação Internacional para o estudo da obesidade) (2012). *Prevalência da obesidade infantil.* Disponível em: http://myemail.constantcontact.com/IASO- August-Newsletter---International-Association-for-the-Study-of Obesity.html? soid=1101267849538&aid=cTwikgS3-OI (Acesso em: 21 de setembro de 2013).

IASO (Associação Internacional para o estudo da obesidade) (2012) *Mapa mundial da obesidade infantil.* Disponível em: http://www.iaso.org/resources/world-map- obesity/ (Acedido em: 20 de setembro de 2013).

Ingwersen, J. Defeyter, M.A. Kennedy, D.O., Wesnes, K.A. And Scholey, A.B. (2007) Um cereal de pequeno-almoço de baixo índice glicémico previne preferencialmente o declínio do desempenho cognitivo das crianças ao longo da manhã. *Appetite*. 49:2404.

Journal of the American Dietetic Association (1999) "*Dietary guidance for healthy children aged 2 to 11 years*", vol. 99

Johnson, J. (2013) A obesidade infantil na cidade é combatida por uma nova equipa de saúde com os dedos no pulso! *Oxford Journal.* 5 Set. p. 1

Jackson, D. McDonald, G. Mannix, J. Faga, P. And Firtko, A. (2005) Mothers' perceptions of overweight and obesity in their children. *Australian Journal of Advanced Nursing*.23 (2), 8.

Kirk, D. e Colquhoun, D. (1989) Healthism and daily physical education. *British Journal of Sociology of Education*. 10 (4), 417-434.

Kleemola, P. Puska, P. Vartiainen, E. Roos, E. Luoto, R. e Ehnholm, C. (1999) The effect of breakfast cereal on diet and serum cholesterol: a randomized trial in North Karelia, Finland. *Eur. J. Clin. Nutr*. 53:716-21.

Liem, D.G. Mars, M. And de Graaf, C. (2004) Consistency of sensory testing with 4- and 5-year-old children. *Food Qual Prefer*. 15 (6), 541-548.

Liem, D.G. Mars, M. And de Graaf, C. (2004) Sweet preferences and sugar consumption of 4 and 5-year-old children: role of parents. *Appetite*. 43:235-45.

Liese, A.D. Roach, A.K. Sparks, Marquart, L.D. Agostino, R.B. Jr. e Mayer-Davis E.j. (2003) Whole-grain intake and insulin sensitivity: the Insulin Resistance Atherosclerosis Study. *Am*

J ClinNutr . 78:965-71.

Livingstone, B. (2013) *Dra. Barbara Livingstone sobre a obesidade infantil.* Disponível em: http://www.youtube.com/watch?v=PpobmbcxVKw (Acedido: 20 de setembro de 2013).

Logue, A.B. And Smith, M.E. (1986) Predictors of food preferences in adult humans. *Appetite*. 7 (2), 109-125.

Lytle, L.A. Seifert, S. Greenstein, J. And McGovern, P. (2000) How children eating patterns and food choices do change over time? Resultados de um estudo de coorte. *Am J Health Promot* . 14 (4), 222-228.

Lupton, D. And Chapman, S. (1995) *'A healthy lifestyle might be the death of you': discourses on diet, cholesterol control and heart disease in the press and among the lay public.* Londres: Social Health Illness. 17:477-94.

Lupton, D. (1996). *Food, the body and the Self.* Londres: Sage

Mac Evilly, C. e Kelly, C. (2001) Mood and Food. *Nutrition Bulletin*. 26, 325329.

Markula, P. (1997) Are fit people healthy? Saúde, exercício, vida ativa e o corpo no discurso da boa forma física. *Waikato Journal of Education*. 3, 21-39.

Markus, R. Panhuysen, G. Tuiten, A . Koppeschaar, H . (2000) Effects of food on cortisol and mood in vulnerable subjects under controllable and uncontrollable stress. *Physiology and behavior*. 70, 333-342.

Markus, R. Panhuysen, G. Tuiten, A. Koppeschaar, H. Fekkas, D. And Peters, M. (1998) Does Does carbohydrate-rich, protein-poor-poor food prevent a deterioration of mood and cognitive performance of stress-prone subjects when subjected to a stressful task? *Appetite*. 31, 49-65.

Murphy, J.M. Pagano, M.E. Machmani, J. Sperling, P. Kane, S. And Kleinman, R.E. (1998) The relationship of school breakfast and psycho social and academic functioning. *Arch. Pediatr. Adolesc. Med.* 152:899-907.

Myers, S. And Vargas, Z. (2000) Parental perceptions of the preschool obese child. *Pediatric Nursing*. 26 (1), 9.

Mahoney, C. R., Taylor, H. A., Kanarek, R. B. e Samuel, P. (2005) Effect of breakfast composition on cognitive processes in elementary school children. *Physiology and behavior*. 85:635-645.

Mason, J. (1996) Qualitative Researching. Londres: Sage citado em Robson, C (2002) *Real world research.* 2nd edition. Oxford: Blackwell

Molaison, E.F. Connell, C.L. Stuff, J.E. Yadrick, M.K. And Bogle, M. (2005) Influences on fruit and vegetable consumption by low income black American adolescents. *J*

NutrEducBehav . 37: 246-51.

Myers, M. D. (1997) *Qualitative research in information systems, MISQ Discovery.* Availableat : http://www.misq.org/skin/frontend/default/misq/MISQD_isworld/index.html (Acedido em: 20 de setembro de 2013).

Nestlé, M. (2002) *Food Politics: Como a indústria alimentar influencia a nutrição e a saúde.* Berkeley, CA: University of California Press.

Nicklas, T.A. Myers, L. Reger, C. Beech, B. And Berenson, G.S. (1998) Impact of breakfast consumption on nutritional adequacy of the diets of young adults in Bogalusa, Louisiana. *J Am Diet Assoc* . 98:1432-8.

Nicklaus, S. Boggio, V. Chabanet, C. And Issanchou, S. (2004) A *prospective study of food preferences in childhood. Food Qual Pref, 15 (7-8): 805-818.*

Nishida, C. Uauy, R. Kumanyika, S. et al. (2003) The Joint WHO/FAO Expert Consultation on diet, nutrition and the prevention of chronic diseases: process, product and policy implication. *Public Health Nutr*. 7 (IA), 245-250.

Nu CT, MacLeod, P. And Barthelemy, J. (1996) *Effects of age and gender on adolescents' food habits and preferences. Food Qual Pref, 7 (3-4): 251-262.*

Ofsted (Office for Standards in Education) (2008) Relatório de Inspeção: Stanton Harcourt CofE Primary School, 21-22 de maio de 2008. Disponível em www.ofsted.gov.uk (Acedido: 19 de setembro de 2013].

Olson, C.M. And Gemmill, K.P. (1981) Association of sweet preference and food selection among four to five year old children. *Ecol Food Nutr*. 11: 145-50.

Oram, N. (1994) Children's eating experiences could differ from those of adults. *Appetite*. 22 (3), 283-287.

Paquette, M. (2005) Perceptions of Healthy Eating (Percepções de uma alimentação saudável). *Jornal Canadiano de Saúde Pública*. ProQuest, 96, pg. S15.

Pearson, N., Biddle, S. J. H. And Gorely, T. (2009) Family correlates of breakfast consumption among children and adolescents. Uma revisão sistemática. *Appetite*. 52: 1-7.

Pereira, M.A. Jacobs, D. R. Jr. Slattery, M. Hilner, J. And Kushi, L.H. (1998) The association between whole grain intake and fasting insulin in a bi-racial cohort of young adults: The Cardiac Study C.V.D . *Prevention*. 1:231-42.

Perez-Rodrigo, C. Ribas, L. Serra-Majem, L. e Aranceta, J. (2003) *Food preferences of Spanish children and young people*: the en Kid study. Eur J CIinNutr, 57 Suppl l: S45-8.

Prelip, M. Erausquin, T. Slusser, W. et al. (2006) The role of classroom teachers in nutrition and physical education. *California J Health Promot.* 4(3): 116-127.

Prelip, M. Slusser, W. Thai, C.L. Kinsler, J. And Erausquin, J.T. (2011) Effects of a school-based nutrition program diffused throughout a large urban community on attitudes, beliefs, and behaviors related to fruit and vegetable consumption. *J Sch Health.* 81: 520-529.

Pollitt, E. e Mathews, R. (1988) Breakfast and cognition: an integrative summary. *Am J ClinNutr* . 67:804S-13S.

Pollitt, E. Lewis, N.L. Garza, C. And Shulman, R.J. (1983) Fasting and cognitive function. *J. Psychiatr. Res.* 17:169-74.

Reilly et al. (2003) *Obesity in childhood and adolescence: an evidence based clinical and public health perspectives.* Disponível em: http://www.who.int/mediacentre/factsheets/fs311/en/index.html (Acedido em: 21 de setembro de 2013).

Resnicow, K. (1991) The relationship between breakfast habits and plasma cholesterol levels in school children. *J SchHealth* . 61: 81-5.

Richardson, A. And Montgomery, P. (2005) The Oxford-Durham study: a randomized controlled trial of dietary supplementation with fatty acids in children with developmental coordination disorder. *Paediatrics.* 115 (5), 1360-1366.

Ricketts, C.D. (1997) Fat preferences, dietary fat intake and body composition in children. *Eur. J. Clin. Nutr.* 51: 778-81.

Robson, C. (2002) (2nd Ed.) *Real world research.* Oxford: Blackwell

Roedder-John, D. (1999) Consumer Socialization of Children: A retrospective look at Twenty Five Years of Research. *J Consum Res.* 26 (3), 183-213.

Roos, G. (2002) Our bodies are made of pizza-Food and embodiment among children in Kentucky. *Ecol Food Nutr.* 41 (1), 1-19.

Rose, G. Laing, D.G. Oram, N. And Hutchinson, I. (2004) Sensory profiling of children aged 6 -7 and 10-11 years: a modality approach. *Food Qual Prefer.* 15 (2), 597-606.

Rozin, P. Hammer, L. Oster, H. Horowitz, T. And Marmora, V. (1986) The child's conception of food: differentiation of categories of rejected substances in the 16 months to 5 year age range. *Appetite.* 7 (2), 141-151.

Rampersaud, G. C. Pereira, M. A. Girard, B. L. Adams, J. And Metz I, J. D. (2005) Breakfast habits, nutritional status, body weight and academic performance in children and adolescents. *J. Am. Diet. Assoc.* 105, 743-60.

Richardson, A. (2003) The importance of omega-3 fatty acids for behavior, cognition and mood. *Scandinavian Journal of Nutrition.* 47 (2), 92-98.

Rogers, P. (2001) A healthy body, a healthy mind: long-term impact of diet on mood and cognitive function. *Actas da Sociedade de Nutrição.*60, 135-143.

Ruff, H. Markowitz, M. Bijur, P. And Rosen, J. (1996) Relationships between blood lead levels, iron deficiency, and cognitive development in two-year old children. *Environmental Health Perspectives.*104 (2), 180-185.

Ruxton, C. Reed, S. Simpson, M. And Millington, K. (2004) The health benefits of omega-3 polyunsaturated fatty acids : a review of the evidence .*Journal of Human Nutrition and Dietetics.* 17, 449-459.

Scaglioni, S. Salvioni, M. And Galimberti, C. (2008) Influence of parental attitudes in the development of children eating behaviour. *Br. J. Nutr.* 99 (Suplemento 1), S22-5.

Schaffer, H.R. (2003) *Introducing child psychology.* Reino Unido, Oxford: Blackwell publisher. Edição britânica. 352.

Sharifah, I.S. Shamarina, S.H. And Mirnalini, K. (2013) Assessing the children's views on foods and consumption of selected food groups: outcome of the focus group approach. *Nutr Res Pract.* 7 (2), 132-138.

Skinner, J. Carruth, B. And Coletta, F. (1999) Does dietary calcium have a role in body fat accumulation in young children . *Scandinavian Journal of Nutrition.* 43: 45S.

Skinner, J.D. Carruth, B.R. Wendy, B. And Ziegler, P.J. (2002) *Children's food preferences*: a longitudinal analysis. J Am Diet Assoc, 102 (11): 1638-1647.

Slusser, W.M. Cumberland, W. Browdy, B. et al. (2007) A school salad bar increases frequency of fruit and vegetable consumption among children living in low income households. *Public Health Nutr.* 10 (12), 1490-1496.

Smith, A. Kellet, E. e Schmerlaib, Y. (1998) *The Australian guide to Healthy Eating: background information for nutrition educators,* Australian Department of Health and Aging, Camberra.

Speechly, D.P. e Buffenstein, R. (1999). Maior controlo do apetite associado a um aumento da frequência alimentar em homens obesos. *Appetite.* 33:285-97.

Speechly, D.P. Rogers, G.G. And Buffenstein, R. (1999) Acute appetite reduction associated with an increase frequency of eating in obese males. *Int. J. Obes. Relat.Metab.Disord.* 23: 1151-9.

Stevenson, E. J. Williams, C. Mash, L. E. Philips B. And Nute, M. L. (2006) Influence of high carbohydrate mixed meals with different glycemic indices on substrate utilization during subsequent exercise in women. *Am J ClinNutr.* 84:354-60.

Stevenson, E. Williams, C. And Nute, M. (2005) The influence of glycemic index of breakfast and lunch on substrate utilization during the postprandial periods and subsequent exercise. *Br. J. Nutr.* 93:885-93.

Szczesniak, A.S. (1972) Consumer awareness of and attitudes to food texture. *J Texture Stud.* 3, 206-217.

Shaw, M. E. (1998) Adolescent breakfast skipping: an Australian study. *Adolescence.* 33, 851-861.

Shilling, C. (1993) *The body and social theory.* Londres: Sage.

Sonja, M.E. van Dillen, Gerrit, J. Hiddink, Maria, A. Koelen, Cees de Graaf. E Cees, M.J. Van Woerkum. (2003) Understanding nutrition communication between health professionals and consumers: development of a model of nutrition awareness based on qualitative consumer research1-4. *American Journal of Clinical Nutrition.* 77, 1065S-1072S.

Tapper, K. Horne, P.J. And Lowe, C.F. (2003) The Food Dudes to the rescue! *The Psychologist* 16, 18-21.

Tapper, K. Murphy, S. Lynch, R. Clark. Moore, G.F. And Moore, L. (2008) Development of a scale to measure 9-11 years olds' attitudes towards breakfast. *Eur. J. Clin. Nutr.* 62:511-8.

Timlin, M.T. And Pereira, M.A. (2007) Frequência e qualidade do pequeno-almoço na etiologia da obesidade adulta e das doenças crónicas. *Nutr. Rev.* 65:268-81.

Turrell, G. (1998) Socioeconomic differences in food preferences and their influence on healthy food purchasing choices. *J Hum NutrDiet* . 11 (2), 135-149.

Tinning, R. (1985) Physical education and the cult of slenderness: Uma crítica . *The ACHPER National Journal.* 107 (outono), 10-13.

REINO UNIDO. (1990) *Growth charts.* Disponível em: http://www.ncbi.nlm.nih.gov/pmc/articles/PMC1719041/ (Acedido em: 20 setembro de 2013).

EUA. (2000) *Growth charts.* Disponível em: http://www.bulimiaguide.org/summary/detail.aspx?doc id=9478&g=1 (Acesso em: 20 de setembro de 2013).

Vaisman, N. Voet, H. Akivis, A. e Vakil, E. (1996) The effects of breakfast timing on the cognitive function of elementary school students. *Arch. Pediatr. Adolesc. Med.* 150:1089-92.

Van de Weyner, C. (2006). Nutrição, saúde mental e comportamento. *The Food Magazine.* 72, 14-15.

Valkenburg, P.M. e Cantor, J. (2001) The development of a child into a consumer. *J ApplDevPsychol* . 22 (1), 61-72.

Weaver, F. N. Hayes, L. Nigel, Unwin, C. N. And Murtagh, J. M. (2008) Obesity and Clinical Obesity Men's understandings of obesity and its relation to the risk of diabetes: A qualitative study. Disponível em: http://www.biomedcentral.com/1471-2458/8/311 (Acedido em: 21 de setembro de 2013).

Wesnes, K.A. Pincock, C. Richardson, D. Helm, G. And Hails, S. (2003) Breakfast reduces declines in attention and memory over the morning in school children. *Appetite*. 41:329-31.

Wheelock, V. (2007) *Healthy Eating in Schools (Alimentação saudável nas escolas)*. REINO UNIDO: Verner Wheelock Associates Ltd. 256.

Wright, J.E. OFlynn, G. And Macdonald, D. (2006) Being fit and looking healthy: Young women's and men's constructions of health and fitness. Sex Roles. *A Journal of Research.* 54(9-10), 1-15.

Wansink, B. Cheney, M.M. And Chan, N. (2003) Exploring comfort food preferences across age and gender. *PhysiolBehav*. 79: 739-747.

Wardle, J. Carnell, L. And Cooke, L. (2005) Parental control over feeding and children's fruit and vegetable intake: how are they related? *J Am Diet Assoc.* 105 (2), 227-232.

Westenhoefer, J. (2005) Age and gender dependent profile of food choice. *Forum Nutr*. 57: 44-51.

OMS (Organização Mundial de Saúde) (1997) *Grupo de Trabalho Internacional para a Obesidade (IOTF)*. Disponível em: http://www.iaso.org/iotf/ (Acedido em: 21 de setembro de 2013).

OMS (Organização Mundial de Saúde) (2013) *Childhood obesity (Obesidade infantil).* Disponível em: http://www.who.int/mediacentre/factsheets/fs311/en/index.html (Acedido: 21 de setembro de 2013).

Williams, C.L. (1995) Importance of dietary fiber in childhood (Importância da fibra alimentar na infância). *J Am Diet Assoc.* 95: 1140-6, 1149.

Woroby, J. And Woroby, H. (1999) The impact of a two-year school breakfast program for preschool aged children on their nutrient intake and preacademic performance. *Child Study Journal* 29 (2), 113-132.

Worsley, A. And Crawford, D. (2004) *Children's healthy eating: what works, Report of the Review of Children's Healthy Eating Interventions for the Department of Human Services,* Victoria, Melbourne.

Yin, R. (2003) (2nd Ed.) *Applications of Case Study Research*, Londres: Sage

Zeinstra, G. G. Koelen, A. M. Kok, J. F. e Cees de Graaf. (2007). Cognitive development and Childrens perceptions of fruit and vegetables; a qualitative study . *Revista Internacional de*

Nutrição Comportamental e Atividade Física. 4 (30), 111.

Zaini, M.Z. Lim, C.T. Low, W.Y. And Harun, F. (2005) Factors affecting nutritional status of Malaysian primary school children. *Asia Pac J Public Health.* 17 (1), 71-80.

Apêndices

Apêndice 1: carta aos pais

Caros pais,

A obesidade infantil coloca as crianças em risco de desenvolver doenças graves. Em resultado de uma alimentação pouco saudável e de um estilo de vida inativo, assiste-se a um aumento alarmante da obesidade infantil, ou seja, em 2013, quase uma em cada cinco crianças do ensino básico tinha excesso de peso. Além disso, muitos estudos sobre a perceção das crianças relativamente a uma alimentação saudável revelaram a confusão e os equívocos das crianças. Por exemplo, o queijo é feito de plantas, a massa é feita de carne e as batatas fritas de pacote são feitas de plástico (BBC News, junho de 2013).

Por isso, estou a realizar uma investigação sobre as ideias das crianças acerca da alimentação saudável. Gostaria de dar aos vossos filhos um questionário para preencherem e descobrirem o que pensam sobre Alimentação Saudável. Demorará cerca de 20 minutos a responder às perguntas. Não há desvantagens ou riscos em participar neste estudo, apenas tempo. O seu filho é convidado a participar e a preencher um questionário para registar as suas opiniões sobre alimentação saudável. O objetivo final deste projeto de investigação é explorar como é que as crianças do sexto ano fazem escolhas saudáveis? Como é que elas pensam quando decidem comer? Que alimentos preferem comer e porquê? O que significa para elas uma alimentação saudável? Estes são alguns exemplos que constam do questionário. Este projeto de investigação faz parte do meu curso de mestrado em Estudos da Infância na Universidade de Oxford Brookes/escola de educação. Este estudo de investigação será realizado em anonimato e as informações recolhidas serão limitadas ao investigador, ao meu supervisor e ao diretor da escola participante. Não afectará o desempenho académico ou a avaliação interna do seu filho. Debra McGregor, McGregor@brookes.ac.uk, Professora de Educação (Aprendizagem e Desenvolvimento Pedagógico), Escola de Educação, Faculdade de Humanidades e Ciências Sociais, Harcourt Hill Campus, Oxford Brookes University, OX2 9AT, Tel: 01865 488355. Os meus contactos são: Khajik Yaqob, 12007086@brookes.ac.uk, estudante da Escola de Educação, Faculdade de Ciências Humanas e Sociais, Harcourt Hill Campus, Oxford Brookes University, OX4 2NS, telemóvel: 07753353598.

Obrigado pelo vosso tempo,

Data 10/07/2013

Anexo 2: Carta ao diretor da escola

Caro diretor da Escola Primária Católica St. Josephs,

Chamo-me Khajik Yaqob e estou a estudar o curso de Mestrado em Estudos da Infância. Estou a fazer um mestrado na Universidade de Oxford Brookes/escola de educação. Estou a realizar uma investigação sobre as ideias das crianças acerca da alimentação saudável. Gostaria de dar aos vossos filhos um questionário para preencherem e saberem o que pensam sobre alimentação saudável. Este questionário é apoiado por entrevistas a grupos de discussão. Eu traria um questionário para o 6º ano preencher. Demorará cerca de 20 minutos a responder às perguntas. Não há desvantagens ou riscos em participar neste estudo, apenas tempo. Espero sinceramente que me possam ajudar a realizar o questionário às crianças do 6º ano da vossa escola.

Uma cópia dos resultados/conclusões da investigação será enviada ao diretor da escola participante. Uma cópia completa da tese estará disponível para empréstimo mediante pedido. A investigação faz parte do programa de mestrado da Faculdade de Ciências Humanas e Sociais da Universidade de Oxford Brookes. Esta dissertação será apresentada para obter esse grau/prémio. Debra McGregor, McGregor@brookes.ac.uk, Professora de Educação (Aprendizagem e Desenvolvimento da Pedagogia), Escola de Educação, Faculdade de Ciências Humanas e Sociais, Campus de Harcourt Hill, Universidade de Oxford Brookes, OX2 9AT, Tel: 01865 488355. Os meus contactos são: Khajik Yaqob, 12007086@brookes.ac.uk, estudante da Escola de Educação, Faculdade de Ciências Humanas e Sociais, Harcourt Hill Campus, Oxford Brookes University, OX4 2NS, telemóvel: 07753353598.

Obrigado pelo vosso tempo

10/07/2013

OXFORD
BROOKES
UNIVERSITY

Apêndice 3: Formulário de aprovação ética

Faculdade de Ciências Humanas e Sociais Formulário de Ética da Faculdade HSS.E2

Pedido de aprovação ética para um projeto de investigação que envolva participantes humanos

Estudantes de licenciatura e de cursos de formação:

Antes de preencher este formulário, a lista de verificação da análise ética (formulário escolar HSS.E1) deve ter sido preenchida para determinar se este pedido adicional de aprovação ética é necessário. Se for necessária a aprovação ética, deve preencher este formulário, assiná-lo e enviá-lo ao responsável pela ética na investigação da Faculdade, Maggie Wilson, para mvwilson@brookes.ac.uk. Um formulário de decisão, E3, ser-lhe-á enviado por correio eletrónico.

Alunos de mestrado:

Deve preencher este formulário antes de iniciar o seu projeto e apresentá-lo ao seu supervisor.

Se não puder assiná-lo nesta fase, o formulário será remetido para o responsável pela ética na investigação da Faculdade, como acima referido, que poderá solicitar-lhe mais informações e esclarecimentos. Um formulário de decisão, E3, ser-lhe-á então devolvido por correio eletrónico.

Todos os estudantes devem consultar o Código de Práticas da Universidade sobre Normas Éticas para a Investigação envolvendo Participantes Humanos, disponível em www.brookes.ac.uk/res/ethics e as diretrizes da Faculdade, que estão incluídas no módulo em linha relevante ou no manual da disciplina. Deve anexar uma cópia do formulário aprovado ao seu projeto final ou à apresentação da dissertação.

1.	Nome do Investigador Principal (Estudante): Khajik Yaqob Endereço eletrónico : 12007086@brookes.ac.uk	
2.	Nome do supervisor e endereço eletrónico: Prof.ª Debra McGregor dmcgregor@brookes.ac.uk	
3.	Título do projeto de trabalho: Explorar as opiniões das crianças do 6º ano sobre alimentação saudável e o que fazem para comer de forma saudável?	
4.	Tipo de projeto (especificar o curso e indicar o número do módulo):	Projeto de mestrado Dissertação de mestrado^ P70899 Projeto de licenciatura: Dissertação de licenciatura: Projeto de licenciatura:
5.	Contexto e justificação da investigação proposta:	O objetivo deste projeto de investigação é explorar a forma como as crianças (com idades entre os 9 e os 10 anos) pensam e compreendem uma alimentação saudável, para combater a obesidade infantil. É evidente que uma alimentação desequilibrada, com pouca fruta e legumes e pouca atividade física, pode levar à obesidade infantil, a comportamentos anormais e a baixos desempenhos escolares. Além disso, a obesidade pode estar associada a uma esperança de vida mais curta. Por exemplo, uma rapariga de 16 anos com obesidade tem apenas 6 anos de vida devido à sua dieta pouco saudável. Além disso, uma rapariga de 4 anos com obesidade é vítima de bullying. Por conseguinte, uma alimentação saudável pode prevenir doenças cardiovasculares, alguns cancros e pode proteger a criança contra a asma. Eu levaria

		num questionário para as crianças do 6º ano preencherem para saberem como entendem uma alimentação saudável.
6.	Autorização "Gatekeeper Se estiver a realizar a sua investigação numa organização externa à Brookes, como uma escola ou empresa, foi obtida autorização para o efeito? Anexar uma cópia da carta ou da mensagem eletrónica de autorização	Sim.
7	Métodos de recolha de dados: Anexar uma cópia do projeto de questionário, do programa de entrevistas ou das diretrizes de observação	A metodologia inclui um questionário e entrevistas a grupos de reflexão.
8	Participantes envolvidos na investigação: Incluir o número-alvo, a faixa etária, a fonte e o método de recrutamento e o local da investigação	Apenas as crianças do 6º ano (9-10) serão envolvidas como participantes nesta investigação. O número-alvo é 46. Josephs Catholic Primary School, Mrs. Tomkys Sue, em Headington, Headley Way, Ox3 7SX, Oxfordshire, Oxford.
9	Os participantes estão numa relação dependente) como uma relação de poder desigual) com o investigador? Em caso afirmativo, que medidas tenciona tomar para garantir que a participação é inteiramente voluntária e não é influenciada por esta relação?	Não
10.	Benefícios potenciais da investigação proposta:	O diretor da escola pode ver os resultados do meu estudo e utilizá-los para informar o que a escola pode fazer em matéria de alimentação saudável.
11	Potenciais efeitos adversos da investigação proposta e medidas a tomar para os enfrentar: Estes são definidos como riscos maiores do que os encontrados durante as interações normais do dia a dia e poderiaincluirpossível	Não há desvantagens, apenas tempo.

	stress psicológico ou ansiedade	
12.	Plano de obtenção do consentimento informado: Anexar cópia da ficha de informação do participante e do formulário de consentimento (Nota: não são necessários formulários de consentimento para os questionários)	Feito
13.	Medidas a adotar para garantir a confidencialidade dos dados: Indicar as medidas a tomar para garantir a confidencialidade, a privacidade e o anonimato dos dados durante a recolha e a publicação dos dados	1- Utilizarei pseudónimos para proteger a identidade das pessoas envolvidas. 2- É garantido o anonimato dos inquiridos nos questionários e a confidencialidade dos entrevistados que o requeiram. 3- As entrevistas com a pessoa que trata da criança e da escola serão identificadas antes da candidatura. 4- Todos os dados serão destruídos após a conclusão da dissertação. Entretanto, apenas eu, enquanto investigador, o diretor da escola e o meu supervisor terão acesso aos dados.
14	Avaliação e/ou feedback aos participantes Que tipo de informação e apoio receberão os participantes após a investigação? Como é que os resultados da investigação lhes serão disponibilizados?	Uma cópia das conclusões/resultados da investigação será enviada ao diretor da escola participante. Uma cópia completa da tese estará disponível para empréstimo mediante pedido.
15	Armazenamento de dados e segurança Como é que vai garantir o armazenamento seguro dos dados durante o trabalho de campo e após a publicação?	Todos os dados recolhidos serão armazenados e conservados num dos sistemas de proteção de caminhos, o que será verificado com o meu supervisor para garantir a segurança dos dados recolhidos durante o trabalho de campo e após a publicação.

Todos os materiais apresentados serão tratados confidencialmente.

Li e compreendi o Código de Práticas da Universidade sobre Normas Éticas para a Investigação envolvendo Participantes Humanos

Assinado: Investigador principal /Estudante

Khajik Yaqob

Assinado: Supervisor

Data: /06/2013 Prof. Debra McGregor

Apêndice 4 Modelo de um questionário aplicado aos dois grupos

"What do you think about Healthy Eating?"

A questionnaire for year six children to find out what you think

This booklet contains 14 questions, there are no right or wrong answers.
Please tick the box most closely reflects what you think. Some questions might require more than one answer:

Name..

☐ Boy ☐ Girl

I am Khajik Yaqob/ I am doing this research project as part of the MA Childhood Studies course degree in Oxford Brookes University.

1. What does healthy eating mean to you ? (please tick only one box)
- ☐ a. Eating more food
- ☐ b. Food with high salt, sugar and fat
- ☐ c. Too much calories
- ☐ d. Eating balanced diet with good physical activity

2. How do you know what healthy eating is ? (please tick boxes correct for you)
- ☐ a. Television adverts ☐ c. Food labels/packaging
- ☐ b. Parents told you ☐ d. Schools and teachers

3. Which of the options below is the most healthy snack box contents ? (please tick only one box)
- ☐ a. White bread, Ice cream, Fatty chicken
- ☐ b. Fizzy drink, Sausages, Crisps, Canned fruit and vegetable
- ☐ c. Orange juice, Fried potatoes, High sugar chocolate
- ☐ d. Fresh fruit and vegetable, Pure water, Cheese, Egg and Brown bread

. When choosing what to eat, how do you decide? (please tick boxes correct for you)
- ☐ a. Taste
- ☐ b. Appearance of food
- ☐ c. Parents recommend for me
- ☐ d. Cost
- ☐ e. Choice/available

.1. What are you five favourite foods to eat ?
a. ....
b. ....
c. ....
d. ....
e. ....

.2. Do you think each of those foods are healthy ? ——→ ☐ Yes ☐ No

. What do you think *'5 a day'* is ?
- ☐ a. Five portions of fruits and two portions of vegetables
- ☐ b. Five portions of fruits and five portions of vegetables
- ☐ c. Five portions of fruits and one portion of vegetable
- ☐ d. Five portions of fruits and vegetables

7. Why do you think calcium is an important part of your diet? (please tick only one box)
- ☐ a. Run faster than everyone else
- ☐ b. Grow quicker
- ☐ c. To see in the dark
- ☐ d. Build strong and healthy teeth and bones

8. Why do you think fish is part of a healthy diet ? (please tick only one box)
- ☐ a. My parents told me it is important.
- ☐ b. Full of fat
- ☐ c. Good for vision
- ☐ d. Low in fat, source of phosphorus for bones and brain and other body systems.

9. Why do you think fresh fruits and vegetables are healthy diet? (please tick one box only)
- ☐ a. Have beautiful colours
- ☐ b. Taste is good
- ☐ c. Always available at home
- ☐ d. Source of essential vitamins and minerals.

10. Why do you think water is an important part of a healthy diet ? (please tick boxes correct for you)
- ☐ a. I used to drink water with the diet
- ☐ b. 60 % of the body fluids is composed of water
- ☐ c. Water is Good for hair growth
- ☐ d. Water give nutrients to the body cells and flush toxins through the body

11. How do you know if a person is healthy ? (please tick boxes correct for you)
- ☐ a. They are fit, fast and skinny
- ☐ b. They look healthy not big and fat
- ☐ c. Good shape, no signs of diseases, infections or obesity
- ☐ d. They are not overweight, they do exercise, do not smoke

12. What do you think these foods are made from? (please tick only one box for each part)

a. Cheese	☐ Milk	☐ Plants	☐ Butterflies
b. Eggs	☐ Sheep	☐ Chicken	☐ Caw
c. Burgers	☐ Monkey	☐ Rabbit	☐ Beef
d. Pasta	☐ Meat	☐ Cereal	☐ Cheese
e. Crisps	☐ Potatoes	☐ Plastic	☐ Sheep
f. Yoghurt	☐ Turkeys	☐ Ducks	☐ Milk

13.1. Have you had your breakfast today ? (please tick only one box)
- ☐ No
- ☐ Yes ——→ I had a. Egg b. Cereal c. Milk d. Bread/Toast e. Orange juice f. *Others :*

13.2. Do you think this is a healthy breakfast ?
- ☐ Yes
- ☐ No

14 .Some foods and drinks are more healthy than others (✓). Which of these foods and drinks are healthy? Which is not (×). (Please tick one box only across the row):

a. Fizzy drink	☐	☐	Pure water
b. Yoghurt	☐	☐	Ice cream
c. Fresh fruits and vegetables	☐	☐	Fried fruits and vegetables
d. Food high in fat	☐	☐	Food low in fat
e. Food low in sugar	☐	☐	Food high in sugar
f. Food high in salt	☐	☐	Food low in salt
g. Boiled Potatoes	☐	☐	Fried potatoes
h. Brown bread	☐	☐	White bread

End of questionnaire...Thank you!! To know more about this research project, your teacher has information sheet for you...

Apêndice 5: Ficha de informação do participante

UNIVERSIDADE DE OXFORD BROOKES

INSTITUTO DE EDUCAÇÃO DE WESTMINSTER

Harcourt Hill,

Oxford

OX2 9ATDATA : 24 de junho de 2013

Linha direta para o supervisor: 01865 488355Nome : Debra McGregor

Correio eletrónico: McGregor@brookes.ac.uk

Nome do investigador: Khajik S. YaqobNúmero de estudante : 12007086

Correio eletrónico: 12007086@brookes.ac.uk

MA EM ESTUDOS DA INFÂNCIA: Como é que as crianças do 6º ano pensam e compreendem a alimentação saudável?

Carta de apresentação de um questionário

Chamo-me Khajik Yaqob e estou a estudar o curso de Mestrado em Estudos da Infância. Estou a fazer um mestrado na Universidade de Oxford Brookes/escola de educação. Estou a realizar uma investigação sobre as ideias das crianças acerca da alimentação saudável. Gostaria de dar aos vossos filhos um questionário para preencherem e descobrir o que pensam sobre alimentação saudável. Este questionário é apoiado por entrevistas a grupos de discussão. Cabe-lhe a si decidir se quer ou não participar. Se decidir participar, ser-lhe-á dada esta folha de informação para guardar. Se decidir participar, tem a liberdade de se retirar em qualquer altura e sem dar qualquer justificação. O facto de optar por participar ou não participar neste estudo não terá qualquer impacto nas notas das crianças. Eu levo um questionário para os alunos do 6º ano preencherem. Demorará cerca de 20 minutos a responder às perguntas. Não há desvantagens ou riscos em participar neste estudo, apenas tempo. Poderá ver os resultados do meu estudo e utilizá-los para informar o que a escola pode fazer em matéria de alimentação saudável. Todos os dados serão destruídos quando a dissertação estiver concluída. Entretanto, só o senhor como diretor, eu como investigador e o meu orientador veremos os dados. Por favor, informe-me sobre a turma que pode estar disponível para preencher o questionário do 6º ano (data e hora). Uma cópia dos resultados/conclusões da investigação será enviada ao diretor da escola participante. Uma cópia completa da tese estará disponível para empréstimo mediante pedido. A investigação faz parte do programa de mestrado da Faculdade de Ciências Humanas e Sociais da Universidade de Oxford Brookes. Esta dissertação será apresentada para obter esse grau/prémio. Debra McGregor, McGregor@brookes.ac.uk, Professora de Educação (Aprendizagem e Desenvolvimento da Pedagogia), Escola de Educação, Faculdade de Ciências Humanas e Sociais, Campus de Harcourt Hill, Universidade de Oxford Brookes, OX2 9AT, Tel: 01865 488355. Os meus contactos são: KhajikYaqob, 12007086@brookes.ac.uk, estudante da Escola de Educação, Faculdade de Ciências Humanas e Sociais, Harcourt Hill Campus, Oxford Brookes University, OX4 2NS, telemóvel: 07753353598.

Obrigado pelo vosso tempo

24/06/2013

Apêndice 6: Perguntas da entrevista para as crianças do grupo da Igreja local e do grupo da escola primária.

1. O que significa para si um estilo de vida saudável?
2. Considera que uma alimentação saudável é suficiente para uma pessoa viver de forma saudável?
3. O que pensa do exercício e da atividade física?
4. Porque é que acha que é difícil (as barreiras) conseguir uma alimentação saudável?
5. Porque é que se deve comer alimentos saudáveis?
6. Os teus pais falam-te frequentemente de alimentação saudável? E os teus professores? Isso foi útil? Como?
7. Achas que os teus pais e a tua escola te poderiam ajudar a compreender melhor o que é uma alimentação saudável? Como?
8. O que achas da fruta e dos legumes frescos, da água pura, do queijo, do ovo e do pão integral? Porque é que achas que cada um destes alimentos é importante para comer?
9. Tens algum destes alimentos na tua caixa de snacks? E porquê?

10 - Porque é que achas que o pão branco, o gelado, o frango gordo, a bebida com gás, as salsichas, as batatas fritas, a fruta e os legumes enlatados não são tão saudáveis? Achas que cada um deles é bom para comer?

11. Porque é que consideras o sabor quando escolhes os alimentos? O que pensas sobre a aparência dos alimentos? O custo? E porquê?
12. Quais são os teus cinco alimentos preferidos e os cinco que menos gostas de comer? E achas que cada um destes alimentos é saudável? E porquê? E porque é que preferes comer alimentos não saudáveis? Ou talvez tenhas de comer alimentos não saudáveis por determinadas razões?
13. Comes cinco porções de fruta e legumes por dia? E porque é que deves comer 5 porções por dia?

14) Que outras vitaminas e minerais são saudáveis para comer? Porquê? Em que alimentos é que os podes encontrar? Porque é que é saudável ingerir cálcio?

15. Gostas de comer peixe e porquê? Achas que o peixe é rico em cálcio? E sabes qual é a vitamina essencial para a visão? Conheces outros alimentos que sejam ricos em cálcio?
16. achas que os frutos e legumes frescos são melhores do que os enlatados ou congelados? Qual é o melhor para comer e porquê? E porque é que as pessoas muitas vezes não comem a versão fresca?

17) Que quantidade de água bebes diariamente? E porque é que achas que isso é saudável?

18. Achas que o tamanho ou a forma de uma pessoa tem alguma coisa a ver com a sua saúde?
19. Achas que as batatas e os tomates crescem debaixo ou por cima da terra? E já alguma vez foste visitar uma quinta? Gostaste? E porquê? Sente-se mais ativo na quinta? Isso vale a pena para si?

20. achas que os cereais são saudáveis ou pouco saudáveis? Tens consciência de que os cereais são ricos em açúcar? E porque é que gostas de comer cereais? Achas que estás a tomar um pequeno-almoço saudável ou pouco saudável? E porquê?
21. Achas que os rapazes ou as raparigas são melhores a fazer escolhas alimentares mais saudáveis? E porquê? E como é que sabes que tens uma alimentação saudável?

Apêndice 7: Um questionário revisto (à luz dos resultados da investigação).

"What do you think about Healthy Eating?"

A questionnaire for children (aged 9-10) to explore what you think

This booklet contains 14 questions, there are no right or wrong answers.
Please tick the box most closely reflects what you think. Some questions might require more than one answer:

Name...

☐ Boy ☐ Girl

I am Khajik Yaqob/ I am doing this research project as part of the MA Childhood Studies course degree in Oxford Brookes University.

1. What does healthy eating mean to you? (please tick only one box)
☐ a. Having good appetite
☐ b. Food with high salt, sugar and fat
☐ c. Too much food and calories
☐ d. Eating balanced diet, good physical activity and healthy life style

2. How do you know what healthy eating is? (please tick boxes correct for you)
☐ a. Television adverts ☐ c. Food labels/packaging
☐ b. Parents told you ☐ d. Schools and teachers

3. 1 Which of the options below is the most healthy snack box contents? (please tick only one box)
☐ a. White bread, Ice cream, Fatty chicken
☐ b. Fizzy drink, Sausages, Crisps, Canned fruit and vegetable
☐ c. Orange juice, Fried potatoes, High sugar chocolate
☐ d. Fresh fruit and vegetable, Pure water, Cheese, Egg and Brown bread

3.2 Do you think each of these options are healthy?
Yes ☐ No ☐

4.1. When choosing food to eat, what do you consider first? (please tick boxes correct for you)
☐ a. Parents recommend for me
☐ b. Appearance of food
☐ c. Taste
☐ d. Cost
☐ e. Choice/available

4.2. Does each of these choices suggest that the food you choose is healthy?
Yes ☐ No ☐

5.1What are your most five favourite foods to eat? 5.2. What are your least favourite foods to eat?

☐ a.	a. ....
☐ b.	b. ....
☐ c.	c. ....
☐ d.	d. ....
☐ e.	e. ....

5.2. Do you think each of those foods are healthy? ——→ ☐ Yes ☐ No

6. What do you think '*5 a day*' is?
☐ a. Five portions of fruits and two portions of vegetables
☐ b. Five portions of fruits and vegetables
☐ c. Five portions of fruits and one portion of vegetable
☐ d. Five portions of fruits and five portions of vegetables

7. Why do you think calcium is an important part of a healthy diet? (please tick only one box)
☐ a. Run faster than everyone else
☐ b. Grow quicker
☐ c. Good for vision
☐ d. Build strong and healthy teeth and bones

8. Why do you think fish is part of a healthy diet? (please tick only one box)
☐ a. My parents told me it is important.
☐ b. Full of fat
☐ c. To see in the dark
☐ d. Low in fat, source of phosphorus and calcium for bones and brain and other body systems.

9. Why do you think fresh fruits and vegetables are healthy diet? (please tick one box only)
☐ a. My teacher/school told me
☐ b. Taste is good
☐ c. Always available at home
☐ d. Source of essential vitamins and minerals.

10. Why do you think water is an important part of a healthy diet? (please tick boxes correct for you)
☐ a. I used to drink water with the diet
☐ b. 60 % of the body fluids is composed of water
☐ c. Water is Good for hair growth
☐ d. Water give nutrients to the body cells and flush toxins through the body

11. How do you know if a person is healthy? (please tick boxes correct for you)
☐ a. They are fit, fast and skinny
☐ b. They look healthy not big and fat
☐ c. Good shape, no signs of diseases, infections or obesity
☐ d. They are not overweight, they do exercise, do not smoke

12. What do you think these foods are made from? (please tick only one box for each part)

a. Cheese	☐ Milk	☐ Plants	☐ Butterflies
b. Eggs	☐ Sheep	☐ Chicken	☐ Caw
c. Burgers	☐ Monkey	☐ Rabbit	☐ Beef
d. Pasta	☐ Meat	☐ Cereal	☐ Cheese
e. Crisps	☐ Potatoes	☐ Plastic	☐ Sheep
f. Yoghurt	☐ Turkeys	☐ Ducks	☐ Milk

13.1. Have you had your breakfast today? (please tick only one box)
☐ No
☐ Yes ——→ I had a. Egg b. Cereal c. Milk d. Bread/Toast e. Orange juice ***f. Others*** :

13.2. Do you think this is a healthy breakfast?
☐ Yes
☐ No

14 .Some foods and drinks are more healthy than others (✓). Which of these foods and drinks are healthy? Which is not (✗). (Please tick one box only across the row):

a. Fizzy drink	☐	☐	Pure water
b. Yoghurt	☐	☐	Ice cream
c. Fresh fruits and vegetables	☐	☐	Fried fruits and vegetables
d. Food high in fat	☐	☐	Food low in fat
e. Food low in sugar	☐	☐	Food high in sugar
f. Food high in salt	☐	☐	Food low in salt
g. Boiled Potatoes	☐	☐	Fried potatoes
h. Brown bread	☐	☐	White bread

End of questionnaire....Thank you!! To know more about this research project, your teacher has information sheet for you...

Apêndice 8:

Um exemplo (baseado na investigação) de uma política de alimentação saudável para um grupo de alunos do ensino primário

As conclusões do grupo de alunos do ensino primário foram um pouco preocupantes para uma escola que já tinha adotado uma política de alimentação saudável, pelo que sugiro uma nova política de alimentação saudável para esta escola, que poderia ser útil para promover e aumentar os conhecimentos e a sensibilização das crianças sobre alimentação saudável e, consequentemente, ajudar a combater a obesidade infantil.

A política que se segue ilustra o compromisso da nova escola participante em promover uma alimentação saudável em todo o ambiente escolar, incluindo o ensino e a sala de aula, a organização escolar, o serviço de alimentação e a comunidade familiar em geral. Apresenta um resumo das acções que a escola se compromete a realizar no futuro.

A escola pode contribuir para melhorar a nutrição e diminuir o risco de doenças relacionadas com o estilo de vida das nossas crianças, promovendo uma alimentação saudável e uma variedade de alimentos de uma forma positiva, não só na sala de aula, mas em toda a comunidade/ambiente escolar.

Os seguintes domínios foram identificados como os mais importantes para a escola:

- Professores e currículo

- Organização escolar e serviço de alimentação

- Educação dos pais

O ensino e o currículo

O que é que a escola deve fazer?

- Elaborar um currículo sobre aspectos de alimentação e vida saudáveis em cada ano escolar

- Incorporar tópicos sobre nutrição, obesidade infantil e alimentação saudável numa série de áreas de aprendizagem

- Realizar uma ação de sensibilização em toda a escola durante a semana designada para a alimentação saudável no primeiro período de cada ano

- Os professores actuam como modelos para uma alimentação saudável

O plano tem por objetivo

- Dar aos professores a oportunidade de actualizarem os seus próprios conhecimentos sobre alimentação saudável, nutrição e obesidade infantil

- Investigar outras ideias e tópicos curriculares a incluir em cada nível de ensino

- Utilizar mais o mercado escolar como um recurso curricular

- Fazer com que o Conselho Escolar Júnior centre algumas das suas actividades em conceitos de vida saudável

- **Organização Escolar e Serviço de Alimentação**

O que é que a escola pode fazer:

- Atribuir tempo para comer na aula (25-30 minutos)

- Designar uma zona de refeições na escola primária para as crianças acabarem de comer

- As crianças do 5º e 6º ano tomam um lanche de fruta/vegetais por volta das 10h15 na sala de aula (aproximadamente a meio do percurso antes da pausa para almoço das 11h35)

- Incentivar e autorizar a utilização de garrafas de água nas aulas e, se possível, fornecer água da torneira limpa e gratuita na escola

- Proibir bebidas com gás nos almoços escolares das crianças e na cantina da escola

- Designar e incentivar pausas para beber água durante as sessões de educação física e desporto

- Contactar os pais das crianças que não recebem almoço e, se necessário, fornecer alimentos aos alunos a partir da sala do pessoal

- Oferecer uma variedade de alimentos saudáveis e fruta/legumes da época no serviço de assistência pré e pós-escolar

- Oferecer alimentos de baixo teor nutricional nos dias de comida quente em toda a escola apenas uma vez por período

- Os programas de pequeno-almoço escolar gratuito devem estar disponíveis na nova política de saúde escolar e ensinar as crianças sobre o pequeno-almoço saudável é absolutamente um bom passo em frente. Além disso, a escola participante pode beneficiar de um modelo de pequeno-almoço equilibrado (Capítulo 2.5.4) para promover um pequeno-almoço saudável para as suas crianças. Assim, o pessoal dos serviços alimentares deve perguntar "O que é que as crianças vão comer?" enquanto avalia as políticas e serviços actuais

- As ementas devem refletir a evolução das preferências das crianças no que respeita ao género e às recomendações dietéticas para a saúde. Esta escola, que planeia ementas semelhantes para ambos os géneros, pode querer analisar mais de perto as preferências por género e ter opções que satisfaçam ambos os géneros. Conhecer as preferências alimentares das crianças (com idades compreendidas entre os 9 e os 10 anos) em função do género é uma informação valiosa que pode ser utilizada para melhorar a alimentação das crianças do ensino primário e, ao mesmo tempo, desenvolver uma alimentação saudável ao longo da vida. Além disso, os dados relativos às preferências podem ser úteis para o planeamento das ementas escolares, de modo a criar programas de educação nutricional dignos, paralelos às mudanças que estão a ser realizadas no serviço de alimentação escolar. Por conseguinte, deve ser explorada uma maior compreensão das implicações da qualidade dos alimentos ou da marca do produto nas preferências e no consumo das crianças no contexto escolar

Além disso, o plano tem por objetivo

- Introduzir em toda a escola almoços sem lixo uma vez por período, com ênfase numa alimentação saudável
- Procurar opções alternativas de angariação de fundos que não se baseiem em alimentos pouco nutritivos
- Investigar alternativas saudáveis para os dias especiais de comida quente em toda a escola
- Fornecer sementes de legumes para as crianças levarem para casa e cultivarem, e depois devolverem os legumes cultivados à escola para mostrar e contar

Família e comunidade

O objetivo é:

- Promover uma alimentação saudável junto das famílias através do boletim informativo semanal, se possível
- Informar os pais da Semana da Alimentação Saudável através do boletim informativo, correio eletrónico, correio postal ou telefonema
- Desencorajar os pais de fornecerem alimentos de valor nutricional mínimo nos almoços escolares através de noites de informação e do boletim informativo
- Uma manifestação de interesse deve ser colocada no programa Free Fruit Friday para os alunos do primeiro ciclo do ensino básico
- Utilizar a enfermeira da escola para dar palestras informativas aos pais preparatórios sobre nutrição, alimentação saudável e obesidade infantil

Também para:

- Realizar sessões de informação para os pais sobre práticas alimentares saudáveis e obesidade infantil, centradas em lancheiras saudáveis e lanches depois da escola
- Incluir dicas, receitas simples e ideias no boletim informativo para as famílias adoptarem em casa, se assim o desejarem
- Realizar sessões de informação para os pais sobre temas de interesse relacionados com um estilo de vida saudável, a origem dos alimentos e a obesidade infantil

Apêndice 9:

Sugestões preliminares de orientações a que os pais devem estar atentos (orientações escolares ou gerais).

1. Além disso, é crucial e pode ser útil fazer sugestões sobre a orientação dos pais para combater/abordar a obesidade infantil através de uma maior sensibilização para uma alimentação saudável. Os pais, os professores e os cozinheiros da escola precisam de mais educação sobre alimentação saudável, uma vez que são os principais decisores das escolhas alimentares e devem estar mais conscientes da alimentação saudável, do estilo de vida saudável, da origem dos alimentos e de como fazer escolhas saudáveis. Além disso, os pais em casa poderiam ajudar e apoiar os seus filhos, transmitindo-lhes mensagens sobre alimentação saudável para promover os seus conhecimentos sobre alimentação saudável.
2. Os pais devem participar, se possível, em todos os programas de promoção de uma alimentação saudável organizados pela escola dos seus filhos e partilhar as suas ideias uns com os outros e com os professores e cozinheiros. Isto pode ser útil para manter uma boa ementa saudável para os seus filhos. Em particular, como já foi referido, as ementas escolares são enviadas para casa dos pais quando é introduzido um novo conjunto de ementas. Além disso, a escola deve ouvir as opiniões das crianças sobre a ementa e adaptá-la em conformidade, e as ementas devem cumprir os novos requisitos nutricionais para as refeições escolares.
3. Os pais podem dar informações valiosas sobre os alimentos preferidos dos seus filhos à escola e aos professores, o que é que as crianças gostam ou não gostam de comer em casa, e isto pode mudar à medida que a criança cresce e se desenvolve. Por conseguinte, poderiam ser organizadas e preparadas determinadas ementas na escola, tendo igualmente em conta as diferenças de género.
4. Os pais devem preocupar-se com a alimentação dos seus filhos, mantendo-se em contacto com os professores e a escola, e devem continuar a informar a escola sobre qualquer nova situação que possa ocorrer com os seus filhos. Por exemplo, se a criança tiver algum problema de saúde, como uma alergia a determinados tipos de alimentos ou a certos alimentos que a criança não possa comer para evitar qualquer complicação alimentar futura.
5. Além disso, o nível de educação dos pais tem um papel efetivo na promoção do conhecimento e da sensibilização das crianças para uma alimentação saudável. Foi evidente neste estudo que os pais das crianças do grupo da Igreja local tiveram um papel mais crucial do que os do grupo da escola primária, enviando aos seus filhos mensagens sobre alimentação saudável que os ajudaram a responder corretamente ao questionário. Por conseguinte, os pais das crianças da escola primária devem estar mais sensibilizados para a alimentação saudável e para todas as questões relacionadas e criar um ambiente de alimentação saudável em casa para ajudar os seus filhos a compreender melhor a alimentação saudável e a obesidade infantil.

6. Algumas recomendações para incentivar o consumo regular de pequeno-almoço nas crianças incluem:
- Utilizar diversos tipos de alimentos para apoiar experiências positivas e preferências aprendidas
- Ensinar os pais a actuarem como modelos
- Pequeno-almoço familiar Hearten com a presença de todos os membros da família;
- Manter um equilíbrio de nutrientes ao longo do dia e nas refeições do pequeno-almoço durante a semana.

7- Finalmente e muito recentemente, os pais e as famílias de crianças obesas poderiam ter beneficiado de um novo serviço de saúde e do esquema (Reach 4 Health Program) que foi lançado a 6th de setembro de 2013 para ajudar a combater o problema crescente da obesidade infantil em Oxford (Oxford Journal, 2013). Este programa é encomendado pelo Conselho do Condado de Oxfordshire e é realizado pelo serviço de Enfermagem de Saúde Escolar do trust, em resposta direta a um Programa Nacional de Medição da Infância (NCMP) com a duração de sete anos. Por conseguinte, os pais devem beneficiar do programa, que é um serviço gratuito de controlo do peso das crianças (com idades compreendidas entre os 4 e os 16 anos), uma vez que oferece um apoio contínuo para ajudar as famílias a introduzirem mudanças saudáveis nos seus estilos de vida.

Além disso, o programa dá ênfase à diversão e incluirá sessões de grupo com actividades, bem como apoio individualizado. O foco deste programa de dez semanas será a mudança de estilo de vida saudável, incluindo alimentação e atividade saudáveis, e o apoio contínuo será dado através de texto e telefone, uma vez terminadas as sessões, e através das sessões de actividades durante todo o ano, que se realizarão em todo o país.

Apêndice 10:

Reflexões sobre as formas como a minha tese poderia ter sido melhorada.

1. Como já referi, um questionário auto-administrado e entrevistas a crianças do grupo da Igreja local e do grupo da escola primária podem ser o objetivo futuro de alguém que deseje reproduzir ou desenvolver este estudo de investigação.
2. Poderiam ser incluídos números mais elevados e mais grupos etários de crianças (não apenas com idades compreendidas entre os 9 e os 10 anos) para representar toda a população do ensino primário. Além disso, as diferentes etnias e as crianças de diferentes níveis socioeconómicos podem ter resultados e conclusões diferentes.
3. Como o objetivo deste estudo de investigação era explorar as opiniões das crianças sobre alimentação saudável e fazer sugestões sobre a obesidade infantil, penso que o próximo estudo deveria incluir entrevistas a crianças obesas de diferentes idades e géneros para descobrir o que e como pensam sobre alimentação saudável. Esta é a minha intenção futura para o meu doutoramento, que visa explorar mais as crenças das crianças sobre alimentação saudável para ajudar a combater a obesidade infantil.
4. A minha intenção futura é avançar com este estudo, talvez no meu país de origem (Iraque, Curdistão), para descobrir como é que as crianças (com idades entre os 9 e os 10 anos) pensam sobre uma alimentação saudável. Além disso, é interessante ter em conta a religião, a cultura, o tempo e as preferências alimentares, a origem dos alimentos e a disponibilidade de alimentos, bem como a etnia, e depois comparar os dois estudos poderia ser um passo em frente para compreender melhor os pensamentos das crianças sobre uma alimentação saudável.
5. Espero desenvolver e melhorar o meu estudo de investigação como um passo futuro para o meu doutoramento em Pediatria e saúde infantil no Reino Unido, em particular, crianças com excesso de peso e obesas (com idades entre os 9 e os 10 anos). O objetivo será explorar as opiniões das crianças obesas sobre alimentação saudável e obesidade infantil, bem como a incidência e prevalência de crianças obesas e com excesso de peso no Reino Unido, especificamente em Oxford. Este estudo futuro será explorado como um estudo de investigação-ação para lidar com crianças obesas reais, avaliando os seus pesos e IMC. Além disso, tentaremos explorar as razões da obesidade infantil em cada caso e os tipos de alimentos que consomem.
6. No entanto, são necessários mais estudos para confirmar as conclusões deste estudo de investigação.

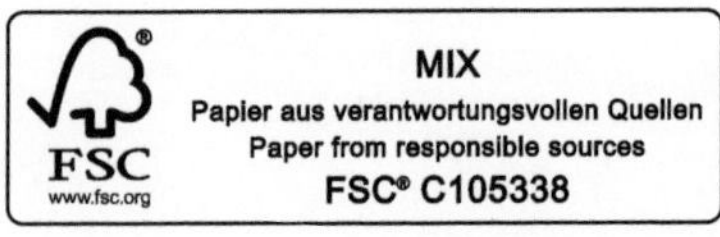

Printed by Books on Demand GmbH, Norderstedt / Germany